读客文化

皮肤简史

[美] 妮娜·雅布隆斯基　著

陈辂　译

天津出版传媒集团

天津科学技术出版社

著作权合同登记号：图字 02-2022-176 号

图书在版编目（ＣＩＰ）数据

皮肤简史 /（美）妮娜·雅布隆斯基著；陈辂译
. -- 天津：天津科学技术出版社，2022.8
书名原文：Skin: A Natural History
ISBN 978-7-5742-0295-5

Ⅰ.①皮… Ⅱ.①妮… ②陈… Ⅲ.①皮肤病学 - 医
学史 - 世界 - 普及读物 Ⅳ.① R75-091

中国版本图书馆 CIP 数据核字 (2022) 第 117261 号

皮肤简史
PIFU JIANSHI
责任编辑：韩　瑞
责任印制：兰　毅
出　　　版：天津出版传媒集团
　　　　　　天津科学技术出版社
地　　　址：天津市西康路 35 号
邮　　　编：300051
电　　　话：(022) 23332390
网　　　址：www.tjkjcbs.com.cn
发　　　行：新华书店经销
印　　　刷：河北中科印刷科技发展有限公司

开本 880×1230　1/32　印张 8.75　字数 149 000
2022 年 8 月第 1 版第 1 次印刷
定价：49.00 元

献给乔治

新版序

书本有脚，一旦出版，便进入别人的生命，变化了模样。2006年，《皮肤简史》一书出版，我不知道读者会有何反应，唯愿本书能让读者有所想，有所得。6年来，《皮肤简史》一书仍旧以一种正面的、出人意料的方式打动着人们。人人皆能从中汲取养分，不论他是一个对人类演化感兴趣的学生、一个刺青狂热者、一名皮肤科医生，抑或只是一位想多了解了解皮肤的普通读者。

《皮肤简史》是一本人类学书籍，却无过多的学究气息。本书从皮肤的演化写起，穷尽人类可能的视角，对皮肤进行全面探讨。皮肤之所以能引起人们的关注，是因为人人都有皮肤，人人都思考过皮肤。而人们之所以能持续关注皮肤，是因为皮肤是人类巨大器官库中与人类社会生活关系最为密切的一个——除去眼睛。本书主要讲述皮肤是如何逐渐发展出其在生理及社交层面的多种功用的，以及为何皮肤仍对当下人们的生活起着至关重要的作用。

中学及大学的生物教师都发现本书极具价值。他们告诉我，书中对自然选择如何作用于人体进行了清晰的阐释，这大大地方便了他们在课堂上讲解生物演化理论。在写作本书时，我对此已有预见。但当时的我没想到，能放到课堂中解释生物演化的例子会如此之少。以人人都有、人人都能仔细检视的皮肤当作例子，无论是对老师也好，还是对学生也好，去理解自然选择理论都将更加容易。等到《皮肤简史》一书出版后，又有许多肤色变异基因支持的文章发表。这些文章很重要，是对这本书的补充，进一步强化了本书所提出的演化的观点。研究表明，浅肤色在人类历史上至少有过三次独立演化，与不同血统的人迁徙至日照较弱区域密切相关。有证据表明，独立基因变异导致黑色素丢失不单单存在于现代人类——2000多年前散落至更高纬度的西欧人和东亚人，也存在于我们的远亲尼安德特人——尼安德特人进入欧洲低日照区域的时间比现代人早了约10万年。宾夕法尼亚州立大学的基思·程（Keith Cheng）实验室及巴塞罗那的生物演化研究院（Institut de Biologia Evolutiva）卡莱斯·拉卢埃扎－福克斯实验室（Carles LaLueza-Fox）的研究，都证明了自然选择在与生存密切相关的特征上有显著影响。科学家发现相似环境条件下，独立基因变异能产生极其相似的肤色。这一发现意义重大，振奋人心。其意义在于，它能中肯地回答能否用肤色来定义人种这个问题，答案显然是否定的。

不仅教师，就连皮肤科医生也觉得本书有益、信息丰富，这一点令我欣慰。令人惊讶的是，每日检查皮肤、治疗皮肤的医生对皮肤的演化、与其他动物皮肤的功能性差异却知之甚少。毫不夸张地说，有数十位医生向我表达了感谢，感谢我为皮肤演化提出了一个可行的理论。我还和一些试图权衡是否接受日晒的医生进行了深入交流。一些皮肤科医生在得知人们彩绘形体、文身、行切割皮肤之礼以点缀皮肤，或展示个人社会宣言等行为已有上千年的历史时，惊讶不已。除了充当以上角色之外，皮肤还是沟通交流的器官。皮肤具备可视性，几乎每一个方面都具备社会意义。本书人类学研究方法覆盖全面，是一本即使对皮肤专家而言也不错的读物，于此，我十分自豪。

令我特别欣慰的是，《皮肤简史》真正受到了国内外读者的喜爱。2006年图书出版之后，我收到了来自天南地北的信件，从巴尔的摩到班加罗尔，从洛杉矶到拉各斯。得益于现代、经济的电子通信，我能通过 Skype 与全世界的初高中课堂连通，还给印度的一所网上大学举办了一场线上讲座。猝不及防，却美妙异常。与读者及教师的充分交流，加深了我对自身原有知识的理解，也让我有了继续研究的信心，特别是社会层面的、肤色的研究。与读者的对话、演化方面的新发现、肤色对健康的映照……这一切促使我继续创作了第二本书：《活着的颜色：肤色的生物及社会意义》（*Living Color: The Biological and Social Meaning of Skin Color*），同样由加利福尼亚大学出版社出版。

读者要是以为《皮肤简史》只写了肤色，那就错了。本书第三章（"毛发、大脑和会流汗的皮肤"）提供了大量关于无毛和排汗的知识，并给出了证据翔实的推论。第三章将汗液从最为人所鄙夷的人体分泌物中捡了回来。没有汗腺和汗液的演化，人类就不会有今天的成就，因为蒸发冷却对大脑在运作中保持"冷静"十分重要。哪儿有烟，哪儿就有火；哪儿有对无毛的兴趣，哪儿就有对毛发的兴趣。虽然本书并未详尽介绍毛发，但相关章节却很受欢迎，也很有助益。为什么人体保留了头发、腋毛和阴毛呢？目前尚未有定论，但我在本书中提供了一些站得住脚、可验证的解释。大家对为什么人们会有不同的发质和发色以及面部毛发对男性意味着什么颇感兴趣，但要讲清楚这些，可能要另写一本书了。

几年前，我在宾夕法尼亚州立大学授课时，发现学生对触碰情有独钟，亦即本书第七章的内容。他们不仅对触觉的生理机能感兴趣，还对触觉的社会意义感兴趣。他们知道自己喜欢被触摸，但不明所以。灵长类动物借助触摸安抚对方，没有触摸，一个人就不可能拥有正常的生活。充满关爱的抚摸有益于婴幼儿成长，还能加速康复，因为它能降低应激激素水平，而应激激素会产生焦虑，抑制免疫系统。在当下，触摸是一个有争议的话题，大多数人都被禁止触摸他人，尤其是在公共场合，因为随意触摸对方可能会导致不必要甚至是有害的身体关注或性关注。这牵涉到严重的人权问题；可悲的是，关于这一方面，不管是在公共语境还是法律语境中，都未得到充分讨论。

我的许多同人都将本书引入他们的大学课堂，并就引入体验方面给予了我正面的反馈。《皮肤简史》可为基础人类学或人体生物学提供基本框架，起到组织课程的作用。令我甚为惊叹的是：我的同人们竟能通过运用《皮肤简史》中的章节激发学生对"全球视角下的皮肤自我表达"及"哺乳动物表皮比较解剖学"这类风格迥异的话题的兴趣。一些激进的同事还将本书作为新开选修课的基础材料，例如由同样是人类学家的霍利·邓斯沃斯（Holly Dunsworth）讲授的《芝加哥的皮肤》一课。不过，到目前为止，与我联络过的大学教师大都取《皮肤简史》中的部分章节作为探讨人类外在的多样性和种族的辅助材料。

写作《皮肤简史》一书是一段令人心旷神怡的历程，因为它带领我抵达了许多有趣的地方，其中包括现实存在的地方，也包括精神上的。我与皮肤学者交谈，与刺青艺术家交谈；我与酒渣鼻患者通信，与医疗美容外科医生通信，与脸红症患者通信。我用心思索自己最钟情的话题——远古人类的外貌及生活方式。虽然有些人类学家对我们的研究不抱希望，认为它对现代人类没有参考意义，但我并不认同。借助各类证据，以一种综合的方式探究人类境况，不仅有意义，而且有益。不少年轻医者将传统人种志研究方法与基因组学、气候模型及其他更多学科相结合，以重塑人类学，并创造出一种新的人类研究科学。我在《皮肤简史》一书中所采用的研究方法，是对"全证人类学"（total-evidence anthropology）如何能从整体上丰富人类学及人类生活研究的一种先试。

欢迎来到《皮肤简史》。本书将强化你对皮肤——人体最大器官的某些原有认知，纠正你对皮肤的诸多错误认知，补充你对日常看见、触碰最为频繁的身体部分的了解，让你为自己对皮肤的知之甚少而感到惊异。

愿您享受阅读本书，一如我执笔著书之时。

2012 年秋，于宾夕法尼亚州立大学

导言

我们的皮肤操持着人类生命中最为重要的事务。皮肤在个人生理、感官体验、信息收集及人际关系方面起着至关重要的作用，虽然其中的许多作用鲜少受到重视，但无可否认，皮肤是人类器官中最非同凡响的多面手。

简单来讲，皮肤是覆盖人体，保护人体内在器官免受外部环境侵袭，且具有柔韧性和连续性的组织。皮肤保护人体免受物理致病因子、化学致病因子、微生物致病因子的侵害，替人体挡下绝大部分的有害太阳辐射，并不舍昼夜地调节人体体温。皮肤不是严密、毫不通透的屏障，它还具备一定的选择渗透性。日常生活中，皮肤就好比一个警觉的哨兵，控制着一些东西的进出。数以万亿计的微生物以皮肤的鳞屑和分泌物为食，皮肤也是它们的家园。[1]但，人类的皮肤并不仅仅是一个防护盾、一个守门人、一座私人动物园……

皮肤上的毛孔和神经末梢将人与周围的环境联结起来。皮肤是我们触碰对方、感知外部环境的窗口。透过皮肤，我们能感觉到融冰表面的平滑和凉意，夏日晚风的轻柔与温暖；能感觉到被蚊子叮咬后留下恼人的痒痛，刮伤膝盖后留下蚀皮的疼痛；能感觉到母亲爱抚的手传递过来的温柔和安心，还有爱人的触碰激发身体的震颤与兴奋。

在人类近 600 万年的旅程中，皮肤一直与人类同在，同人类一道旅行，一同演化，一起经历无数的气候变化和生活方式变化。[2] 皮肤不仅在人体与环境之间搭建了一个边界层，同时还具备社交画布和解读演化隐喻的新功能。皮肤能反映一个人的年龄、血统、身体健康状况、文化身份，还有他想向社会传达的关于个人的许多信息。在所有已知文化中，人们都会以某种方式修饰个人皮肤——通常是在皮肤上做特别的标记或者对皮肤进行改造，以向他人传递高度个人的信息。

人体再没有器官能像皮肤这样拥有如此之多复杂且重要的功用了。事实上，极少有人认为皮肤属于人体器官。"皮肤"这个词并不会像"肝脏""胰腺"这样的词，会给人一种"肉"的感觉，也不会引人作呕。但是，大体上来讲，皮肤是人体最大的器官，而且绝对是最常见的。[3] 一个成人全身皮肤的总面积约为 2 平方米，平均重量为 4 千克。不同于心脏和肾脏，皮肤永远不会衰竭，因为它会不断更新。

人类皮肤有其独特性，主要体现在以下三个方面。其一，无毛，能排汗。除去头皮、腋窝、腹股沟及男性的下巴，人体实际上没有毛发覆盖。这一无毛特征将人类与其他哺乳动物明显区别开来，并因此引起了许多科学家及学术机构中的理论家的注意，他们就此提出了一堆另类解释。在众多的解释中，最令人信服的说法是：人类褪去大部分毛发，以确保身体在炎热环境中或运动时能保持凉爽。人类相较于其他哺乳动物更能排汗，没有毛发覆盖的皮肤可以让汗液快速蒸发，从而能更有效地让身体保持凉爽。[4]

其二，天生肤色跨度大。从赤道到两极，人体肤色从最深渐变至最浅，从近乎黑色的深棕渐变至近乎白色的浅象牙白。这一天然颜色渐变，或者说颜色梯度，主要与地球表面不同纬度地区太阳辐射强度不同有关。演化会对人体肤色进行微调，使其适应环境，增进人类团结。不幸的是，其所附带的具有破坏性的种族观念，也导致了人类的分裂。多个世纪以来，肤色与社会地位之间莫须有的关联，使世界上的民族和国家陷入了四分五裂的状态。

其三，可装饰。我们的皮肤并不只是一层被动暴露我们年龄及生理状况的覆盖物，它可以是一幅不断变化的个人挂毯，时刻向世人昭示我们是谁或者我们想成为谁。肤色提供的是不自觉的广告，而与肤色不同，我们在皮肤上添加的都是经过思量的、出自本人意愿的装饰——皮肤变成了一张社交海报，既是一张"广告板"，也是"包装"。[5]再没有其他生物能像人类一样对自身皮肤施加如此广泛的控制了。人类通过暴露皮肤、遮盖皮肤、涂画皮肤、刺青、割伤皮肤、给皮肤打孔等，向周围的人讲述属于自己的独一无二的故事。在日益全球化的今天，皮肤装饰是人类个性与个人冒险仅存的荒野边疆之一。

与人体其他部位不同，皮肤赋予我们满满的人性与个性，还是人格相关词汇的核心。"皮肤"一词通常被用来指代整个身体，或者完整的自我，由它组成的用法通常能表达强烈的个人情感，或者与身份及外观有关的强烈情绪。[6]想一想，你在正常对话中有多少次听到过"皮肤"这个词，在文本中又有多频繁地见到过这个词。它能表达一个人的震惊或者恐惧情绪，如"我都快蹿出皮了（I nearly jumped out of my skin）[1]！"假如你好不容易虎口脱险，你可能会松一口气，然后说"我勉强保住了自己的皮（I just managed to save my skin）[2]"。相似的还有，《圣经》里约伯说"我只剩牙皮逃脱了（I am escaped with the skin of my teeth）[3]"（《约伯记》19：20）。我们还会用与皮肤有关的比喻来形容一个人的敏感程度，例如"没事儿，她皮厚"，又或者"难怪她会觉得你说的话让她感觉受到了冒犯——她的脸皮太薄了"。我们还可以用相关表达来表示对某人不予理会或者抱怨，例如"就算他不想去又怎样呢？我的鼻子又不会掉层皮（It's no skin off my nose）[4]"；还有，"他真跑到我皮下了（He really gets under my skin）[5]"。我们会形容一个极其瘦弱的人为"全身只剩皮包骨头"，会在面对一个富有吸引力的美人时，警醒他人：美丽"只有一层皮的深浅"。T.S.艾略特的诗集《不朽的低语》以这样一幅画面展开："韦伯斯特已被死亡缠身／他瞧见了皮下的颅骨。"[7]这些直观的

1 意为惊讶不已。若无特殊说明，本书脚注皆为译者注。

2 意为勉强保住了性命。

3 意为勉强逃命。

4 意为我没有任何损失，与我无关。

5 意为他真的让我非常不爽。

意象和用法至今仍在使用，只因为我们是如此紧密地将皮肤与人本身结合在了一起。这些意象，这些用法，之所以能引起我们的共鸣，是因为皮肤和脆弱的自我之间存在着明确的关联。

我教过许多年的人体解剖学，向来对学生在初试人体解剖时的反应十分感兴趣。大部分学生在实际执行时，都带着犹豫，有一些还心怀巨大的恐惧。对于大多数学生来讲，这种畏缩源自对触碰死尸的单纯恐惧，毕竟大部分人此前都没有这方面的经验。但是，他们会这样束手束脚，追本溯源来讲，主要是因为他们害怕跨越那道他们从未想过有一天要去跨越的边界——死尸身上的那层皮，特别是蒙在面部的那一层，将尸体和一个实实在在的人联系了起来，一个笑过、哭过、真正活过的人，一个和他们一样的人，一个几个月或几年前还在感受着人世悲欢的人。可是当他们小心翼翼地除去皮肤之后，他们的踌躇，他们的畏缩，也慢慢消失不见了。虽然没有了皮的死尸并不会"死得更透"，但皮肤被部分剥除的死尸失去了那层能让学生将之与活人联系在一起的覆盖物。个性和个人特征的面纱被掀开，露出了人类的肌肉、神经还有肌腱。

现代去皮人体解剖图（écorché）表明，去了皮还是人类，只是被剥夺了身份和个性的人类。没有了固有的肤色，没有了伤疤，没有了装饰，没有了一丝丝的情绪痕迹，死尸就只是人类而已，已不再是一个人了。这促使我们思考皮肤作为一种屏障的意义，思考我们对个体的定义。当死尸失去皮肤之时，观者不禁要问："假如我没了皮，我是谁？"可是，它没了皮，这副躯体生前仍是普罗大众中的一员，这引导我们进一步了解人类在皮肤之下的、共有的故事。我的学生们只有在他们去除了死尸身上大部分皮肤之后，才敢毫无顾忌地沉浸在解剖研究之中，见证解剖的神奇，探索人体复杂又神秘的内部世界。他们不再觉得自己侵犯了他人的私密空间。

自古以来，皮肤在人体生物学及人类交往方面就起着十分重要的作用。虽说如此，皮肤丰富且有趣的故事却一直未被讲述。本书意欲弥补这一缺口。不过，本书并非一本系统性的专著，也不是一本操作手册，倒可以说是一本另类的指南，书中随处可见个人在皮肤这个话题上走的弯路。这个话题是我工作多年以来最吸引我的。作为一个受过比较生物学训练的人类学家，我热爱探索关于人类皮肤的一切细枝末节，正如我热爱探索河马、蝙蝠的皮肤的一切琐碎一样。所以，准备好接受一些意料之外、不同寻常的事实吧。本书的主要目的在于提供信息，而非给出建议，但在一些非常重要的领域——例如太阳辐射与护肤、肤色与种族等方面，在帮助大家了解了关于这些问题的为什么以及如何变得对我们如此重要之后，自然地会附上些许建议。

第一章着眼于皮肤是如何构成以及如何工作的。借助皮肤结构功能插图，简要介绍皮肤的基本知识。有了这些知识铺垫后，对于皮肤在日常生活中的作用也就一目了然了，你也会发现自己将前所未有地欣赏并尊重自己的皮肤。

第二章利用比较生物学的方法讲述人类皮肤长达3亿多年的演化史。通过综合比较解剖学、生理学及基因组学的研究成果，重新构建陆生脊椎动物皮肤演化的主要步骤。事实证明，化石记录对我们没什么帮助，因为皮肤遗迹很少能保存上千年，而皮肤化石本身几乎不存在。本章特别关注皮肤最外层——表皮——的演化，以及它的结构如何使得人类及我们所有的陆生祖先能在陆地上生存下来。

经过前面对脊椎动物皮肤的基本探讨之后，第三章转入对人类皮肤更为细致的研究，特别是人类皮肤特有的无毛和排汗这两个特征。排汗是人类皮肤最重要的功能之一。虽然工业社会中许多人认为排汗很讨厌，但假如人体不排汗，它将处在一个十分糟糕的情况。排汗有助于降低体温，特别是对热很敏感的大脑。排汗是人类演化不可或缺的能力之一。

我们可以把皮肤看成一座化工厂，即化学反应发生的地方，包括那些由日照引起的化学反应。从生理学角度来看，皮肤上发生的大多数反应都是对日照的一种反应，特别是对紫外线。不同波长或者说不同能量水平的紫外线影响不同的化学反应。第四章主要讲的是皮肤里维生素的合成。第五章专门讲人类皮肤中最重要的色素——黑色素——的作用。在过去至少4亿年的时间里，黑色素一直在生物系统中发挥着极其重要的作用，吸收高能量太阳辐射，保护人体免受大部分由这类辐射产生的有害化学物质的伤害。

第六章主要讲肤色，这是本人最钟爱、最感兴趣的一个方面。我研究人类肤色演化已经有近十五载的时光。但直到最近，针对人类肤色的生理学研究还非常少，不管是学界还是大众，对此都不甚了解。部分原因在于，肤色是一个过于敏感的话题，敏感到不便公开讨论或应用于科学。于是，肤色始终是一个人人都注意到，却人人避而不谈的话题。这一情况在最近的10年发生了翻天覆地的变化：新的研究从演化的角度揭示了肤色不同的成因，基因变异对肤色的影响，以及肤色差异对人类健康及幸福的重要意义。肤色值得我们的关注，因为它影响着我们生活的方方面面，从个体健康到我们对待他人的方式。

第七章主要讲依托于皮肤的触碰和触觉。本章不仅着眼于灵敏触觉在灵长类演化进程中的重要性，还探讨了触碰在人们生活中几乎各个方面的重要意义，从找东西、吃东西，到与他人交流最为亲密的情感。本章还将探讨人类的指纹，从指纹原本对我们祖先的意义，到指纹因其独一无二性在现代科技中的运用。

正如第八章所指出的，因为皮肤能反映一个人的情感和情绪状态，所以它会暴露一个人的真实情感，即使你不希望这样。尴尬时发烫、发红的脸；焦急时苍白、冰冷、发汗的手心，我们所有人对这些都再熟悉不过。皮肤对包括人类在内的许多物种而言，是一块天然的"公告板"，不仅能传递个体年龄、健康状况及情感状态等诸多信息，而且在某些物种中还能传递个体的性接受程度。

因为皮肤也遵循"肉体之道"，所以第九章主要讲述了皮肤如何应对岁月、环境、疾病等的摧残（略去了皮肤病学教材中的大部分令人惊悚的细节）。皮肤作为我们"直面世界的前沿"，每天都要承受不同程度的伤害，经受形形色色的微生物的感染和侵袭。本章还探讨了岁月引起的皮肤变化对现代人的困扰，特别是皱纹对现代人的困扰。

第十章概述了人类这一复杂且文明的存在，对自己的皮肤所做的事情，这也是最近出版的许多书籍所关注的话题。[8] 为表达对皮肤装饰渊源及悠久历史的敬意，本章将以一段简短的皮肤装饰史开篇。在我们调研各种皮肤标记类型、皮肤修饰潮流的过程中，你将发现某些主题在不同文化及时间中反复出现。特别地，本章还探讨了人们如何利用化妆品及颜料建立个人身份、宣告个人性取向，以及文身如何成为人类社会中表达个性或团体关系的手段。

　　本书最后一章聚焦皮肤的未来前景，从用于临床的定制人造皮，到服务于交流与娱乐的远程触碰。皮肤和触觉交流对人们来说一直很重要，但随着未来开发出的、更精密的远程触觉传递设备和远程触觉检测手段，它们对人类来说将越来越重要。我们正进入一个崭新的世界，皮肤将在人际及更广泛的社会交流方面发挥新作用。在现代人类历史的大部分时间里，皮肤一直是人类创造力的"画布"，一层独一无二的膜，将我们与我们的灵长类亲戚区别开来。这一情况将很可能持续下去。

目录

第一章　皮肤的本来面目

　　将重要如皮肤这样的东西视作理所当然其实并不明智，试想以下场景：一个夏日的傍晚，你站在潮湿、闷热的果园里，你没有中暑。你之所以能舒舒服服地站在果园里，全因你的皮肤具备调节体温、保护你免受紫外线辐射伤害的能力。你的皮肤努力工作，保证体温处于恒定状态，夏天的高温也就体现在你的额头、上唇上方的几滴汗珠上。你抬手准备赶走一只想要落在你鼻尖上的苍蝇，但此时此刻你根本不会想到，你的皮肤正如何保护你免受这只苍蝇腿部、吻部上的微生物的侵害。

　　你瞧见自己头顶的枝条上挂着一个桃子，你想摘下来享用，正当你伸手去够那个可爱的桃子时，苍蝇又飞过来骚扰你。驱赶过程中，你的手背擦过一根老枝上的一个节子，得亏你的皮肤足够坚韧，问题不大。几分钟后，你手背上凸起一条肿痕，但是皮肤并没有破，因为皮肤的最外层相当抗磨损。你再次伸手去够桃子，你手臂及躯干上富有弹性的皮肤，使你在踮起脚后，能够毫不费力地够到那个桃子。你握住桃子，轻轻挤压，透过指尖的皮肤上极度敏感的压力传感器确认它已经微微发软——桃子熟了。你将桃子从枝头摘下来，手掌皮肤上的温度传感器让你感觉到它自带的微微暖意。你收回手，手臂和躯干上被拉伸出去的皮肤又回归了常态。

你拿着桃子，凑近鼻子闻闻，然后贴到脸颊摩挲，享受上面的茸毛擦过脸颊的感觉。在你敏感的面部皮肤上，布满了精巧的触觉感受器，向你的大脑传递着这颗桃子的质感。你正准备咬上一口，这时从你的脚踝处传来一阵瘙痒感，打断了你的美好遐想，于是你发现刚刚在你沉醉于桃子的果香和质感的时候，有一只蚊子咬了你一口。

人类皮肤广泛的功能使得以上一切皆为事实。要想知道这一切是如何实现的，我们就有必要进行一场有关皮肤的入门之旅，以探索皮肤的结构及其基本功能。

人类皮肤最显著的特征之一是几乎无毛，在这一点上，人类与其大多数恒温亲戚不同。鸟类及哺乳动物的祖先在它们的皮肤上演化出了纤细、丝状的附属器——分别为羽和毛，它们具备调节体温、防水以及预防机械性伤害的功能。人类皮肤基本上没有这层保护，于是不得不经历无数变化，以获得强度、韧性、敏感性。[1] 我们的皮肤并不完美，但它的表现却十分出色。我们的"面料"不会磨损，我们的"缝合线"不会裂开，不会突然渗水，不会让我们在坐进浴缸后胀成一个大水球。

人类皮肤的部分属性与阳光密切相关。人类皮肤及其所含的黑色素能选择性地过滤太阳发射出来的紫外线辐射（UVR）。我们的皮肤有一种神奇的能力，既能充当盾牌挡下有害的太阳光，又能将其为己所用——在皮肤内制造维生素D。所以说，我们的皮肤，其实和身体中其他许多器官一样，都是人类演化谈判桌上磋商妥协的结果。其复杂的属性，正是相互矛盾的需求在自然选择条件下实现平衡的反映——具体来讲，此处相互矛盾的需求指抵御有害太阳辐射和生产必要的维生素。

皮肤由不同物理和化学属性的层组成。这种片状或者层状的结构使皮肤具备抵御擦伤、戳伤的能力，还使它能够隔绝大部分物质。皮肤主要分为两层——表皮和真皮，二者在组成和功能上存在显著差异（见图1）。皮肤还包含一些特殊类型的细胞，这些细胞在胚胎发育早期就潜入皮肤，因而被恰当地称为迁移细胞（immigrant cell）。迁移细胞在保护皮肤中发挥着多样而重要的作用，关于这一点，本章后面会讲到。

人类皮肤最外层——表皮（也叫上皮），不仅能防水，防刮擦，防污渍，抵抗微生物，隔绝大部分的化学物质，还能保护人类免受环境中的氧化剂和热量的伤害。乍一听，还以为表皮是一种具有革命性的新型服装，而非一种天然材料。不过，更出人意料的是，所有这些优良特性全出自这个薄薄的、一毫米左右厚度的、不断自我更新的结构。它的最外层细胞不停地被下面的细胞取代，然后脱落。[2] 虽然它不断更新，但仍可持续发挥其所有功能。表皮主要由一种特殊的上皮组织组成，这种上皮组织又由多层扁平细胞构成（上皮组织是覆盖人体所有内外表面的一层东西）。因为这些扁平细胞含有高浓度的保护性蛋白——角质蛋白，因此这个上皮组织在科学领域也被称为层状角质化上皮组织（stratified keratinizing epithelium）。

在表皮的诸多分层中，最强悍的要数它的最外层，即角质层（见图2）。角质层有时也被称为表皮角质层，因为它是由薄薄的一层死亡的扁平细胞组成的。角质层表面光滑，相当坚韧，而且防水，在其光滑的表面上，只可见毛囊、汗腺孔及部分协助形成人类皮肤纹理的迁移细胞。皮肤能否有效发挥其屏障作用，为人体挡下环境中各式各样的侵袭，特别是如紫外线辐射、臭氧、空气污染物、病原微生物、化学氧化剂、外用药等这类刺激物，全看它的角质层是否具备完整性。[3]

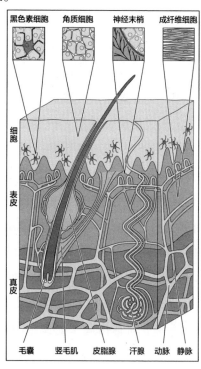

图1 人类皮肤标准断面。图中显示的是皮肤的结构、部分腺体以及对皮肤功能起重要作用的迁移细胞。© 2005 Jennifer Kane

4

皮肤抵御环境中的刺激物的途径之一就是增厚。举个例子，当皮肤反复暴露在紫外线辐射之下时，表皮的最深层——基底层——就会加速细胞分裂（基底层是上皮细胞的来源），最终，角质层变厚。[4] 假如刺激物（不管它是来自内部还是外部环境）太过强劲——比如长久的紫外线辐射，极高的热量，又或者是一种腐蚀性化学物质，比如酸，某些疾病或者基因问题，那么角质层将会停止发挥其屏障作用。如果大面积的皮肤都受到了影响，那将产生灾难性的后果。

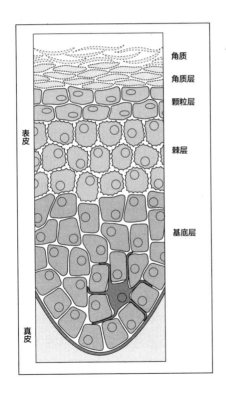

图2 人类表皮的四个分层，位于表皮和真皮交界处的是一个蛛状的黑色素细胞。基底层持续产出新的角质细胞，保证表皮处在良好状态。角质细胞进入棘层，在棘层内产出角蛋白丝，角蛋白丝具有结构支撑和抗磨损的功能。角质细胞到达颗粒层——此时细胞内有清晰可见的颗粒，在颗粒层内，角质细胞死亡，并移动到角质层。© 2005 Jennifer Kane

角质细胞是表皮的主体，由角蛋白构成，决定皮肤表面的韧性、抵抗能力和拉伸性。角质细胞内是嵌在明胶样基质中的角蛋白丝。角质细胞层层向上堆叠，形成了表皮。角质细胞与角质细胞之间的狭窄缝隙中，填充着一种富含蛋白质和脂肪的东西。[5]表皮，尤其是角质层的弹性和防渗性，完全得益于它的"砖石灰浆"结构，即相邻细胞之间、细胞与蛋白质和脂质之间的牢固且紧密的物理联系。对于皮肤较黑的人来说，其角质细胞内还含有包含黑色素颗粒的东西，这种颗粒能给皮肤多一层抵御紫外线辐射的保护。

长久以来，科学家一直认为人类的皮肤是独一无二的，因为虽然它没有毛，却能将人类保护得很好。不过，直到最近几年，我们才找到了其独一无二性的基因证据。人类基因构成与其近亲黑猩猩的差异之一就在于决定上皮结构的基因。最近对黑猩猩的基因测序表明，在人类与黑猩猩为数不多的几处较为显著的基因差异中，其中一处即是调控表皮细胞分化，和控制这层富含角蛋白的表皮的蛋白质编码的一对功能性基因。[6]在灵长类动物中，人类的表皮是相对坚韧的。

表皮中的迁移细胞种类繁多，数量庞大，与皮肤中的其他细胞团结协作。迁移细胞在胚胎发育早期从人体其他地方迁移进皮肤，给皮肤带来特别的物理及化学保护，抵御强劲的环境因素，如紫外线辐射、致病微生物、过高的物理压力。虽然是胚胎发育早期的闯入者，但这些细胞丝毫没有削弱皮肤的结构。表皮中主要有三种迁移细胞。第一种，黑色素细胞（见图1、图2）。黑色素细胞能够生产人类皮肤中的主要色素及天然防晒霜——黑色素。黑色素细胞在胚胎发育早期从脊柱两侧进入皮肤。一旦抵达皮肤，它们便开始在表皮和真皮之间"建厂开店"，生产黑色素。有些人的黑色素细胞会产出大量黑色素，而另一些人的黑色素细胞则只会产出少量的黑色素，这取决于其祖先当年所处环境的紫外线辐射强度。肤色由黑色素细胞及其产物——黑色素决定，并在自然选择的密切监视下演化。

另外还有两种迁移细胞也很重要。一种是朗格汉斯细胞（Langerhans cells）。朗格汉斯细胞是免疫系统中特有的一种细胞，能对接触皮肤的外来物质做出反应，可抵御落在皮肤上的病毒和细菌，构成人体第一道免疫防线。另一种是默克尔细胞（Merkel cells）。默克尔细胞与皮肤上的感觉神经末端有关，似乎有助于将机械信号从皮肤传递至感觉神经再传至大脑。其常见于指尖、双唇等平滑皮肤中，可使我们拥有无比灵敏的触觉。对于我们的被毛和被羽亲戚——哺乳动物和鸟类而言，默克尔细胞同样重要，它通常混杂在支撑二者的毛囊和羽囊的细胞中，包括猫、狗、鼠等的胡须。

表皮之下即是真皮，它是一层厚厚的结缔组织。这是真正赋予皮肤韧性的一个皮层。真皮柔韧、有弹性，还有超强的抗拉强度。人类皮肤及所有兽皮的厚度，主要取决于真皮。[7]真皮的厚度，加上它的物理和化学特性，使它能够防止外界异物入侵及机械伤害。皮革即是通过对动物坚韧的真皮进行鞣制，使它变得更柔韧后获得的。[8]

真皮是一种复合组织，其强度和坚韧度源于胶原蛋白纤维和弹性纤维。这两种纤维位于一种由盐、水和葡糖氨基葡聚糖这种大分子蛋白组成的胶质中。真皮内的主要细胞为富含胶原蛋白的纤维母细胞。胶原蛋白占人类皮肤干重的 77%，抗牵引力强，具备散射部分可见光的能力（见图 3）。胶原蛋白的作用如其形态所示，即通过一条条小小的胶原蛋白绳索拧成表皮。交织其中的是由大量弹性纤维构成的一张网，它能让拉伸的皮肤恢复原样。

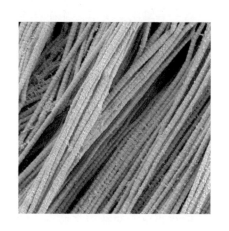

图3 人类真皮中的胶原蛋白网络。真皮中包含几类胶原蛋白，呈致密网状排列，维护皮肤的物理完整性。美国国立卫生研究院供图。

随着年龄的增长，胶原蛋白纤维和弹性纤维的生产速度会放缓；假如过度暴露在紫外线辐射下，也会对二者的生产造成不利影响。美容市场中的许多产品都宣称能刺激胶原蛋白纤维和弹性纤维的生成，使肌肤焕发年轻活力。但实际上，面霜、疗法、"药妆"对改变皮肤的外观及成分作用有限，特别是那些没做好防晒、已经造成了不可修复的伤害的皮肤。控制胶原蛋白和弹性蛋白生成的许多过程都由细胞老化的内在机制决定，抹在脸上的护肤品所产生的影响微乎其微。

混杂在真皮错综复杂的结缔组织纤维中的，是另一个由血管、庞大的神经网、无数汗腺、形形色色的毛囊、竖毛肌及皮脂腺（见图1）组成的分支网络。人体各个表面的血管密度不同。例如，头部的血管密度特别大，一方面进行温度调节来保护大脑，这一功能特别重要；另一方面要给头皮上的毛囊提供丰富的营养，促进头发的生长。在需要通过汗腺和皮脂腺保持湿润的地方，血管也特别密集，例如掌心、足底、乳头等。此外，血管密度还与体态有关。在人类与灵长类动物中，血管最密集的地方包括臀部，因为我们需要给臀部供血，这样它才不会在我们久坐之后坏死。在一些我们的灵长类近亲中，雌性生殖器官附近也布满了血管，这样在它们发情时，周围的皮肤就能充盈液体，呈现粉红色的性肿胀，这对雄性而言具备极为强烈的吸引力。

真皮的血管中有红细胞，其颜色来源于血红蛋白。血红蛋白是一种色素，在携氧时呈鲜红色，在缺氧流回心脏和双肺时呈暗红色。血红蛋白是皮肤的主要色素之一，在深棕黑色素较少的皮肤中更易显色。粉红的双颊和蓝色的血管，在浅肤色人当中比在深肤色人当中更明显。晒伤后的皮肤会发红、发痛，原因在于此时皮肤中这些微小的血管的数量、直径以及每一根血管中的血流量都增大了。触摸晒伤后的皮肤会觉得火辣辣的，这是因为里面充满了血液，而且已经启动了强烈的、发热的炎症反应，以修复紫外线辐射造成的伤害。

真皮的神经高度复杂，因为皮肤是人体的感觉窗口之一。皮肤含有几种特殊的感受器细胞，能将外部环境及皮肤状态相关信号传递至中枢神经系统。它们包括两种温度感受器、各种被毛和无毛的皮肤上都有的机械感受器，及一些专注于探测具有潜在危险的物理刺激、伤害或者炎症的疼痛感受器。虽然这一系列强大的感受器细胞极其重要，但直至目前，我们仍未掌握其演化历程。

讲皮肤而不讲毛发是不完整的。毛发对人类意义重大，主要还是因为"物以稀为贵"。回望我们最早的恒温祖先及其表亲的皮肤演化史，我们会发现这是一段十分有趣的历史。在哺乳类及鸟类祖先演化为恒温动物的过程中，使这种演化得以实现的关键变革之一就是优秀的躯体绝热性。换句话说，你想要房子温暖，又不想支付高昂的供暖费，那就必须让房子的外墙具备良好的绝热能力。温暖的身体能保证全天候的高强度运动，但代价是能耗大大增加。从原始鸟类和原始哺乳动物的生理机制来讲，控制能量消耗是重中之重，因为这样它们就不用花费过多时间觅食。解决的办法就在于发展出复杂的内嵌"绝热材料"，如羽毛、体表被毛。

哺乳动物及鸟类的祖先的皮肤上，有供毛和羽生长的毛囊，毛囊内含有特别的、能让毛或羽生长的生殖细胞。[9] 这些生殖细胞是表皮特有的一种干细胞，能供养毛囊，调节毛和羽的生长周期。哺乳动物的毛囊与鸟类的不同，甚至哺乳动物内部也不尽相同。奇妙的是，最高度特化的却是乳腺。对于哺乳动物而言，乳腺是胸壁毛囊分支过程的杰作。一旦收到特定的激素信号，乳腺中的腺泡就会开始生产乳汁。乳腺是"演化之手"在现有结构基础上创造出新结构的喜人例子。在这个例子中，重组的毛囊成了哺乳动物哺育幼儿的有效手段。

在人类这边，真皮的毛囊上长出了无数的毛发。我们身上的毛发数量其实与猴子和类人猿身上的差不多，但是我们的比较细，在身体的某些部位，甚至完全看不见。毛囊是人类皮肤的重要据点，与复杂的感觉感受器及皮脂腺密切相关。虽然我们不怎么需要毛发了，但毛囊仍然是我们皮肤的组织中心。

猫、狗颤动的胡须是一种高度特化的毛，我们称之为触须。触须的毛囊富含神经感受器（我们前面提到过的默克尔细胞），能向动物大脑传递所触碰到的物体的详细信息。我们与近亲灵长类动物的口鼻处都没有触须，但人类有履行同等职能的高度敏感的双手。

毛在哺乳动物中用途广泛。讽刺的是，虽然人类花在毛发上的精力和金钱较多，但毛发对于人类生存的重要性很可能远不及对其他物种的。对于大多数物种而言，毛能够绝热、防晒、增强触觉、可作装饰、可用于表达情感。人类通常不认为毛发能够传递情感，但对许多物种而言，它们能通过竖毛机制传递情感。竖毛，顾名思义，即毛发竖立反应。动物在愤怒、恐惧、兴奋时，就会竖立毛发，以使自己看起来更庞大、更吓人（见图4）。

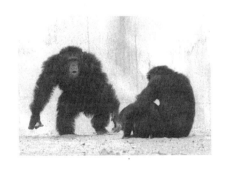

图4 "竖毛"，顾名思义，毛发竖立反应。竖毛是哺乳动物表达个体焦躁或愤怒情绪的方式之一。图中是一头黑猩猩向所在群体示威。弗朗斯·德·瓦尔（Frans de Waal）供图。

人类无毛的有趣后果之一，就是无法通过竖毛来表达愤怒、兴奋、恐惧等情绪。那么我们在遇到骇人的场景时，就会形容它

"令人汗毛倒竖"或者"令人后背发毛";当有人激怒或者惹怒我们时，我们通常会说这个人"令我后脖颈汗毛倒竖"。在这些时候，我们才能真正感受并看到自己身上的毛发竖起，这多亏了我们身上的那些微小的竖毛肌。这一切的确在发生，只是大部分的旁观者看不见这一机体反应罢了。那么我们该如何清楚地传递这些关键情绪呢？这又涉及人类演化的另一个不为人知的重要故事了。当我们的体毛变得没那么明显时，我们就必须演化出不一样的、更具可视性的情感表达方式。解决办法之一即是我们的保留节目——面部表情。面部表情是动物界最复杂、最多样的情感表达方式。[10] 敏感且富有表现力的面部能传递出细微的情绪差别。有了这些表情，人类不仅弥补了自己没有蓬松、能竖起来的毛发的缺憾，甚至还发展出了能传递更多信息的表达方式。

第二章　皮肤的来历

　　皮肤如此重要，功能如此强大，却鲜有科学家研究它的演化史，这一点实在令人震惊。直至30年前，研究皮肤的科学家都还仅限于描述现代皮肤的解剖细节、各种皮肤病和皮肤状况。最近几十年，随着工业化国家人口平均寿命的增长，附带着，人们也渐渐开始关心如何让自己看起来更年轻，才让关注如何改善皮肤外观以及外用制剂、注射、手术疗效的研究多了一点。也就最近十来年，才有研究人员关注皮肤的一些基本又有趣的问题，包括皮肤特有的保护属性的演化历程，它的各种附属物的演化历程，例如头发、指（趾）甲。有了比较生物学，特别是比较基因组学和功能基因组学，从前认为太难甚至是无法解答的皮肤演化问题，才终于有了解答的办法。

　　演化过程中有一些极为重要的现象，例如稍纵即逝的某种行为或者如皮肤这样极易腐败的组织，都随着它们所属动物的消亡而消亡，不留一丝痕迹。研究此类现象的发展意义重大，虽然过程可能会很艰难，但确有必要，因为有时候这些短暂的结构或行为掌握着一个生物体成功存活并繁衍的秘密。现在，演化论有了新发展，我们也有了新的研究方法，这一切都让我们有机会捕捉那些游离在化石记录之外却极具价值的缺失信息。

如何研究一个从未留下任何化石记录的器官呢？皮肤和其他软组织一样，在个体死亡后不会存续太久；它和骨头或牙齿也不同，几乎不会留下印记，也不会石化。研究人员通常能在研究古生物化石时，间接得到一些有关肌肉和韧带这一类软组织的信息，因为这些软组织直接附着在骨头上，有时会在骨头表面留下粘连的痕迹，从而留下有关其大小及结构的线索。据此，科学家们能辨别出其所属动物的整体形态、移动方式及进食方式。[1]另外，骨头上有供神经和血管从中穿过的孔洞。我们可根据孔洞的大小推断神经和血管的尺寸及其重要程度。但想要凭借骨骼化石来重建皮肤，几乎不可能，因为皮肤并没有直接附着在骨头上，不会留下这类线索。

至于远古皮肤的记录，我们所能期望的最好结果是保存为化石的皮肤印迹。动物和人类的足印都是由包裹皮肤的脚踏印出来的，但因为能留下足印的通常是沙地、火山灰或者泥地，所以足印一般都太过模糊，几乎没有留下皮肤本身的相关信息。[2]准确来讲，事实证明足印和足迹化石更有利于重建动物移动细节。不过，目前我们有两例非常出名的皮肤化石，都和恐龙有关。第一例是一头叫莱奥纳多（Leonardo）的恐龙身上的一块皮肤。莱奥纳多是一头年轻的鸟脚亚目恐龙，属加拿大短冠龙，其自然木乃伊化后，被沉积物掩埋。另一例就更罕见，也更令人着迷了，那是科学家在恐龙蛋遗骸中发现的蜥脚类恐龙胚胎皮肤的天然铸模（见图5）。[3] 得天独厚的环境条件保存了这些标本，并忠实地保存了皮肤细节，给我们留下了异常美丽且精准的皮肤纹理及形态记录。

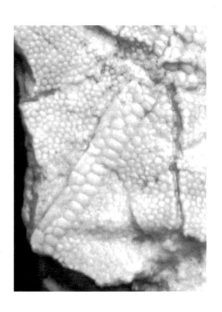

图5 这张照片记录了蜥脚类恐龙胚胎表面皮肤的细节。看似为被保存下来的真皮肤，实则为原始皮肤逼真的铸模而已。仔细查看，可见覆盖在胚胎皮肤表面的小小的、重叠的、结节状鳞片。© Lorraine Meeker。洛杉矶县自然历史博物馆，路易斯·齐亚比（Luis Chiappe）供图。

少数情况下，我们能找到死去仅几千年且被保存在某种特殊的化学或物理条件下的人或动物的皮肤。例如，众人皆知的埃及木乃伊。古埃及人利用泡碱（一种碳酸盐）仔细脱干尸体水分，然后再用一系列其他化学物质将尸体（皮肤及其他所有）保存起来。还有相对而言没那么出名的、在干燥及保护性条件下自然产生的木乃伊，具备这类条件的地方包括高原沙漠、高山洞穴或高山幽谷，还有炎热干燥、通风良好的低洼沙漠。在这类条件下，尸体脱水（或冻干）的速度比分解的速度快，因而能留下部分完整的皮肤。[4]中国西部丝绸之路沿线的塔里木盆地、吐鲁番盆地和哈密盆地，气候炎热、干燥且多风，在过去4000年来，为保存其久负盛名的木乃伊提供了得天独厚的条件。这些木乃伊皮肤保存完好，我们可轻而易举地看出他们的皮肤相对白皙，且具备欧洲人的相貌特征。结合他们独特的穿着，研究人员惊讶地发现，现今为中国新疆维吾尔自治区的土地上的古老住民是从西亚的高加索地区迁移过来的。相比今天，那时的新疆盆地更为宜居。[5]

更少数情况下，我们还能找到死后立马被冰雪覆盖的速冻尸体，例如被雪崩掩埋的尸体。这种情况下，尸体，包括皮肤，处在一种保鲜状态，就和被放进冰箱一样。1977年人们在西伯利亚科雷马河沙金矿附近发现的一头封存在冰冻苔原下的幼年猛犸象，就是这种情况。这头猛犸象出生于更新世晚期，科学家给它取名迪马（Dima）（见图6）。1991年高山徒步爱好者在意大利和奥地利交界处发现的生活在新石器时代的冰人"奥兹"（Ötzi）也是雪崩的受害者。不管是迪马还是奥兹，刚被发现时，其皮肤都相当完好，只有在被暴露在空气和较高温度下时，才开始腐败。奥兹在被发掘之后，就一直被保存在恒温冰柜中，不断地有医生、人类学家、法医团队对其进行细致研究。[6]

比木乃伊化和速冻更为罕见的是泥炭沼泽强酸保存。泥炭沼泽中的水冰冷，且为酸性，能抑制可导致腐败的微生物的生长。英格兰、丹麦、德国的几处有名的泥炭沉积矿床中，就曾发现过几具此种条件下形成的所谓泥炭鞣尸。与木乃伊一样，这些泥炭鞣尸也存在几千年了。

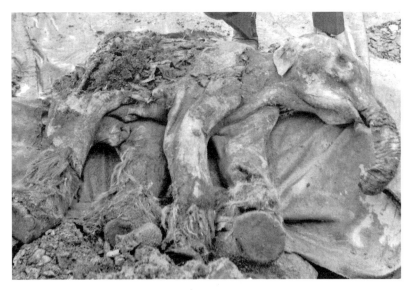

图6 封存在苔原之下的幼年猛犸象，皮肤保存得极其完好。阿纳托利·罗兹钦（Anatoly Lozhkin）供图。

　　这些发现的确非比寻常且十分有趣，但从演化的角度来看，这些动物和人的遗骸，没有一样算得上是十分古老的。已知被保存的最古老的皮肤——古提洛尔人奥兹的皮肤也才5000年左右，且外观与功能完全属于现代。不管是奥兹还是迪马，抑或其他最近的形形色色的发现，都无法真正揭示皮肤的古代史，如皮肤是从什么时候开始演化的？是怎么演化的？第一批陆生生物的皮肤是什么样子的？人类皮肤究竟是从什么时候并如何具备如今的外观、感觉及功能的？

　　科学家认为，最早的生物体生活在海洋中，由单一类型的细胞集群组成。这些生物体直面开阔水域的细胞表面，时常会突变出一层增厚的膜，以及一个允许生物体在有限范围内移动的尾状或鞭状结构。当生物体变得更大、充斥更多细胞时，它就出现了几个重要变化。由于外层细胞没法通过薄膜吸收到足够的营养和氧气，为了供养整个生命体，于是演化出了一个新的可以将食物和氧气运送到生命体内的结构。这个开口就是一个简单的口，直通向一个充满特殊细胞的口袋。透过这层膜——最早的上皮——海洋环境中的溶解营养物和氧气，被吸收并分配至内部嗷嗷待哺的细胞中。这层膜就是最早的咽部或者食道。

等这些早期生物变得更大时，就出现了分配问题。如何将这些溶解营养物和溶解氧有效地运送至需要它们的地方呢？为了满足更大生物体新陈代谢的需要，不同类型的细胞——早期的组织——开始演化。就在此时，具有特殊功能的组织开始演化了，例如感觉细胞和神经细胞。

随着内部环境日益复杂，生物体需要更好地保护自身，以免受到环境的伤害。我们发现，在像海绵和水母这类现存的最原始的无脊椎动物表面，有一层未分化的、起保护作用的细胞层。在更高级的无脊椎动物，例如广受研究的秀丽隐杆线虫（*Caenorhabditis elegans*）的表面，有一层简单的上皮，能起到将潜在的致病微生物挡在生物体之外的盾牌作用，让外面的一切留在外面。[7] 这样就能让一个不同于外部世界的化学环境——满足内部特定组织需求的环境，始终维持稳定。不过，无脊椎动物的上皮并非我们所认为的皮肤，因为它仅有一层。但就其结构和功能而言，它是我们人类及其他所有脊椎动物皮肤的雏形。

我们目前掌握的关于最早期脊椎动物皮肤的信息，大都是通过对部分现存最原始的脊椎动物，例如某些鱼类和水生两栖动物上皮的研究后推测得到的。这些动物的上皮必须具备保护功能，必须具备敏感性，必须能调节生物体与外部环境之间的生化交互。其中，尤为重要的是贯穿整个皮肤的各种物质的交互，包括盐、水、氧气，这样才能维持内环境稳定。

因为皮肤必须执行以上种种功能，所以即使是最原始的脊椎动物，它的皮肤也是由多种类型的细胞组成的。这丝毫不令人意外。抓过鱼的人都知道，鱼摸起来滑溜溜的，有时甚至是黏糊糊的。这是因为鱼上皮细胞中的单细胞黏液腺会分泌一种黏液，并在鱼体表形成一个黏液层，[8] 这个黏液层能减少鱼游动时的阻力。鱼身局部黏液层较厚且含有纤维，这是为了保护鱼脆弱的内脏免受擦伤。鱼皮也有神经纤维穿过，许多还与专门的感觉细胞群相关，包括鱼的体外味蕾。仔细观察鱼鳃，我们会发现一层更特别的膜，即专门运送氧气、氯化物及其他小分子和离子的上皮。鳃上皮通过调节氧气、氯化物及其他小分子和离子的运输，维持鱼内环境的电解质平衡，以保证鱼体内的氧气供应。

当第一批脊椎动物首次爬上陆地时，它们就面临着巨大的挑战。人们称第一批脊椎动物为第一批四足动物。为适应陆地生活，它们必须发生结构和生理的变化，包括外鳃的消失。当然，它们依然需要溶解氧和必需的盐分。此时，它们身体的最外层也开始发生变化，全身的皮肤取代鳃上皮，来执行调节离子和水平衡的功能。回头再看这些四足动物在今天的后代——现存的两栖类动物它们的皮肤上依然保留着当年过渡到半陆地生活时留下的明显特征。和鱼一样，两栖动物也是通过皮肤分泌黏液来保持湿润的，但和鱼不同的是，两栖类的黏液腺是多细胞的。两栖类动物皮肤上特殊的瓶状细胞有助于维持动物体内恰到好处的盐分浓度和水分含量。

所有两栖类动物表皮最外层都含有角蛋白。大部分鱼的皮肤不含角蛋白，但所有成年两栖类动物、所有爬行动物、鸟类及哺乳动物的表皮都含有角蛋白。角蛋白复合物是表皮最外层已经死亡且不具备渗透性的细胞的主要成分。角蛋白主要有 α－角蛋白和 β－角蛋白两种形式，长久以来一直参与脊椎动物的演化。角蛋白主要有两个作用：[9] 其一是作为皮肤的坚硬附件，如鱼的生殖突，鸟的羽毛，哺乳动物的体表被毛，以及大部分四足动物的蹄爪；其二是增强皮肤抵抗力，提供额外的抗磨损保护，及水下运动的被动屏障。这两大功能对大多数时间生活在陆地上的动物而言至关重要。对于两栖类动物而言，黏液分泌和角质化共同保护着它们免受微生物的侵害。此外，部分两栖类动物的颗粒腺还能分泌毒液或者刺激物，以进一步保护自身免受微生物感染，并使自己有毒，或者使自身的肉质令其他动物难以下咽。假如你是一只小小的、没有巨大牙齿也跑不快的动物，那么变得令其他动物难以下咽是有好处的。蟾蜍的皮肤能产生有毒物质的事实广为人知，实际上许多其他两栖动物同样也能生产。[10]

最早期爬行动物的祖先在适应全天候陆地生活的过程中，皮肤结构也发生过巨大变化。肺完全取代皮肤，从外部环境中获取氧气，肾脏开始执行维持体内盐分平衡的功能。但作为动物，仍需避免在户外被晒干，或移动时身体严重受损。问题的解决办法或许是四足动物皮肤演化中最有意义的一步，也即角质层的出现。于早期爬行动物而言，这一变化是翻天覆地的。由基质蛋白、角蛋白、复合脂质组成的扁平上皮细胞层不仅能防止皮肤表面水分的流失，还能增强皮肤的抗磨损能力。

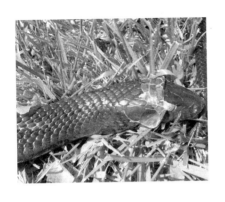

图7 蛇类（如此处的东部靛青蛇，学名 *Drymarchon couperi*）蜕皮时，从蛇头开始，渐次至蛇尾，持续时间达几分钟至几小时。蛇类有时会摩擦植物或石头以加快蜕皮速度。基拉·奥德（Kira Od）供图。

为抵抗角质层角蛋白的硬化，保持身体的灵活性，爬行动物演化出了鳞片。鳞片是工程师的梦想：漂亮，用材经济，并且功能强大。鳞片基本上是皮肤的一个褶子，由突出的外层和起铰链作用的柔软内层组成。[11] 不过，这一伟大设计也有缺陷，即一旦形成，单个鳞片便无法随着个体的变大而跟着变大。因此，为适应成长，个体必须生出一副新的鳞片来替换旧的。比如，蜥蜴和蛇会定期蜕皮（见图7）来替换身上的鳞片衣裳。蜕皮的动物与此同时也形成了全新的表皮，旧表皮与新表皮分离并以整片或碎片的形式脱落。

全天候的陆地生活要求皮肤不仅能保护其下方组织免遭脱水，还要能保护整个机体免受过度磨损。角蛋白虽然有用，但长寿且要经受诸多磨损的爬行动物，需要点儿更强硬的东西。在鳄鱼和短吻鳄皮肤中，真皮演化出了骨化现象，以增强其抗磨损及抵御捕猎者的能力。这些由真皮骨化而来的骨头让鳄鱼和短吻鳄披上了一层不规则、瓦楞状的皮肤。[12] 龟类独立演化出了龟壳。龟壳是一个极具保护性的容器，龟壳含有龟的脊柱、肋骨、真皮及其角质化上皮，能随着龟的寿命增长而缓慢成长（见图8）。

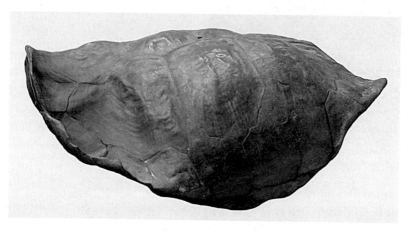

图8 巨大的加拉帕戈斯象龟（Galápagos tortoise）的龟壳由龟的脊柱、肋骨、真皮及角质化上皮组成。龟壳坚硬无比，主要归功于上皮层中的β-角蛋白。加州科学院邦妮·沃伦（Bonnie Warren）供图。

在爬行动物中的一支演化为鸟类的过程中，一些有趣的事情发生了，其中一些最为紧要的还与皮肤有关。与爬行动物的皮肤相比，鸟类的皮肤更具多样性。其皮肤能突变出几种鳞片，当然，还有羽毛。在皮肤诸多所谓的附属器中，最为有趣且复杂的要属羽毛，羽毛具备隔热、交流和飞行的作用。羽毛的演化为脊椎动物的演化史插进了最为有趣的一章。[13] 在鸟类与哺乳动物向恒温动物演化的过程中，它们从各自的爬行类祖先的鳞片上演化出了具备保温功能的附属器——羽和毛。羽与毛一样，都是从毛囊（内含受保护的干细胞）中生长出来的。不过，毛是单丝的，而羽是分叉的枝状结构。最早期的羽毛，结构相对简单，显然有助于第一批鸟类防止热量流失。随着羽丝的演化，分叉越发复杂，也就形成了今日的羽毛并让鸟类最终发展出飞行的特技。[14]

至此，为适应陆地生活，生物在皮肤上已演化出了能避免脱水、防止磨损以及在恒温的鸟类及哺乳动物中防止热量流失的结构。但这些还远远不够。在干燥陆地上生活的动物需要额外的帮助，才能在崎岖的山地和起伏的植被丛中顺利移动。对于许多四足动物而言，答案即是字面意义上的"抓住着力点"（get a grip）。爪是附属器末端皮肤的特殊变化，目的在于确保动物在各种角度、各种材质的表面都能抓住着力点。部分两栖类、绝大部分爬行类及所有鸟类都有爪。爪是手指和脚趾末端表皮发生特殊角质化增厚的产物，它的主要成分为抗磨损的 β－角蛋白。爪的不同形状恰恰反映了其不同功能：爪扁平的动物一般生活在地面上，而爪弯曲的动物则大多生活在树上。与这些四足动物一样，大部分哺乳动物也有爪，不过有一些演化出了改进版本，例如指（趾）甲、蹄，以更好地满足其触觉及移动的需要。

指（趾）甲是区分灵长类动物和其他哺乳动物的特征之一。灵长类动物指（趾）甲的演化和结构似乎与其手指及脚趾末端肉垫的高度敏感性有关。高度敏感和精确的触觉（本书第七章会再谈到这个话题）对灵长类动物的生活至关重要。所有灵长类动物（包括人类）都要依靠手指和脚趾挑选食物，与其他个体沟通，给其他个体梳理毛发及安抚对方。灵长类动物在其演化过程中有一个有趣的小插曲，即原猴亚目或者说所谓的更低级的灵长类，例如懒猴，在其第二趾的位置重新演化出了单个爪子样指甲，被称为梳毛爪或如厕爪，主要用于协助梳理毛发（见图9）。人类也用指甲梳理毛发，方式多样，我们也都相当熟悉，有一些为社会所接受，而另一些则颇令人反感。我们还以丰富多彩的形式修饰指（趾）甲，使其成为表达自我的"迷你艺术馆"。

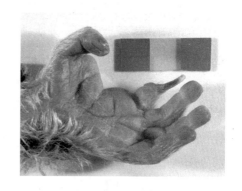

图9 灵长类动物指（趾）甲能为其敏感脆弱的手指和脚趾末端提供物理支撑及保护。图为懒猴属（*Nycticebus tardigradus*）懒猴的手，突变出改进版趾甲，或者叫如厕爪，主要用于梳理毛发。弗农·维泽尔（Vernon Weitzel）供图。

哺乳动物中的某些分支，为适应在陆地上长途旅行，进一步发展了四肢；为保护前后肢末端免遭过度磨损，其爪也发生了变化。鹿、斑马以及牛羊这样的家畜，其蹄子就是由坚韧的 β - 角蛋白组成的大爪子，它包裹着四肢的末端，充当脚趾尖与地面之间的耐用隔层。这些动物通常被称为有蹄类，"有蹄类"一词实际上源于拉丁文 *unguis*，意为蹄子。哺乳动物的每一个分支，其皮肤及皮肤上的附肢的演化路径都略有不同，这是由自然选择决定的。某个分支一旦进入某个特定的演化方向——好比蹄子的演化，就再无回头之路了。在蹄子这个例子中，得到抗磨损能力的代价是失去敏感性。一匹马，靠着增强版的足尖，可以跑得又快又远，但它没法捏住一颗成熟的无花果，也没法弹钢琴。

我们已经看到，不同分支的四足类动物其皮肤演化也不相同，特别是在涉及毛发、羽毛和指（趾）甲时。不过，当自然选择更倾向于退化这些结构时，又是怎样的呢？这个问题在哺乳动物的演化进程中曾反复出现，特别是在其毛发演化方面。绝大部分的哺乳动物都有一身不仅能隔热还能起到保护和装饰作用的漂亮皮毛。但它们中有一些分支，出于各种原因，在演化过程中失去了毛发。体形最为庞大的陆生哺乳动物大象和犀牛几乎无毛，因为对于生活在热带的它们而言，额外的隔热极其多余。值得注意的是，这两种动物在上一个冰河时期北纬地区的常见形象还是毛茸茸的。但现代大象和现代犀牛舍弃了皮毛，演化出了厚而结实的皮肤（因此有"皮厚如犀牛"这样的表达）。大象和犀牛大如酒桶的身体能保温，厚实的皮毛只会阻碍它们透过身体表面散掉多余的热量。和爬行动物一样，大象和犀牛无毛且高度角质化的皮肤能避免物理磨损和水分流失。大象一有机会就会用水或泥水肆意冲淋身体，以便给身体降温，保护自身。

处在陆生哺乳动物体形另一极端的是另一种真正奇特的无毛哺乳动物——非洲裸鼹鼠。裸鼹鼠生活在地下，属群居动物，群居个体数量庞大。裸鼹鼠完全生活在地下，终其一生在温暖的地下挖洞，以寻找植物块茎充饥。我们认为，裸鼹鼠演化出无毛特征是为了在拥挤温暖的地下环境中保持体温稳定。和许多穴居哺乳动物一样，裸鼹鼠也是身体呈香肠状，又瘦又小，配上硕大的切齿，是一个除其本族成员外任谁都会觉得特别不幸的外形组合。

许多哺乳动物为适应水生生活也演化出了无毛特征，例如海豚。海豚通体无毛，背部有微微凸起的指状背岭，能在海豚游动时产生平稳、分层的水波，减少游动时受到的阻力，让海豚能游得更快、更有效率。[15] 海豚广为人知，因为它聪明，并且在水下有靓丽抢眼的潇洒身姿。但是，还有许许多多其他没那么魅力四射的无毛水生生物。我个人则偏爱河马。

河马属大型陆生哺乳动物，大部分时间生活在江、湖浅滩处。它们会在夜间上岸觅食，有时也会在太阳落山的清凉傍晚，步行几公里寻找可口的青草或其他植物。河马皮肤上的角质层较薄，且光滑密实，这使得河马体表的脱水速度比任何已知的哺乳动物都要快。这个脱水过程叫表皮水分流失。这不是流汗，因为河马根本没有汗腺，而是水分直接从皮肤表面流失，这有助于河马散发其在水下及陆地上累积的热量。河马皮肤上还有一种独特的腺体，这种腺体能分泌一种粉红色的黏液（"红汗"），以保护河马的皮肤免受太阳的伤害。虽然有天然"防晒霜"的加持，但假如离开水中太久，河马的皮肤还是会干裂，并不再具备水分交换的功能。也许正是因为这一异常的生理结构，河马的大部分时间都必须生活在水中，并被束缚在永久水源附近。这一观点得到了相关研究的支持，这些研究表明，河马角质层的高脱水率具有降温作用，与其他物种的流汗功能一样。河马通过夜间进食进一步降低身体热负荷，减少水分流失。[16]

我对河马及其皮肤的兴趣，始于几年前去尼泊尔做古生物田野调查。当时，我在印度北部和巴基斯坦看到满地散落着早已在当地灭绝的河马的尸骨。我在想，它们为什么会灭绝呢？我意识到问题的答案很可能与河马对永久性水源的完全依赖有关，因为河马的皮肤脆弱且具备渗透性。现今普遍存在的季节性降雨，早在几百万年前就已十分显著。随着亚洲河流水量也呈现高度的季节性特征，河马成了第一批遭殃的动物。[17] 遇上一年中河流干涸的时段，河马便铁定搁浅了。这实在令人悲伤，河马的皮肤竟成了使其打开灭绝之门的钥匙。

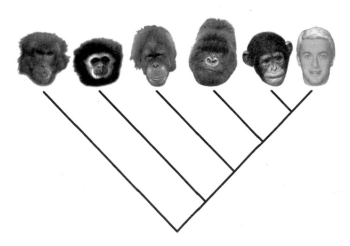

图10 演化树很好地体现了人类在灵长类动物演化中的位置。人类和黑猩猩互为近亲，祖先相同。不过，这个祖先与现代的黑猩猩和人类的长相都不一样。往更久远一点来说，这个祖先和大猩猩等又是同一个祖先。这一整个分类下的动物——包括其他非洲猿、猩猩、长臂猿、旧大陆猴和人——构成了一个下目，叫作狭鼻下目（Catarrhini），这些动物也因此被称为狭鼻灵长类。安德鲁·莱克斯（Andrew Lax）供图。

就算河马已经如此有趣，但当提到无毛哺乳动物时，大多数人首先想到的也不是它们。这份殊荣，归属人类——无毛的猿。就我们身体出现功能性无毛这一点，与人类演化上的近亲都不一样。多年来，我们一直在追问，人类到底是什么时候开始并如何演化出"无毛"这一特征的？探究这一问题的最佳切入点，就是我们自身与人类近亲的演化关系。[18] 人们总是对自身的历史好奇，所以早在150年前，科学家们就已经开始研究人类和其他动物之间的演化关系了，且研究得越来越深、越来越复杂。因此，现行的人类所属的灵长类种系发生（演化史模型）得到了大量数据的支撑。我们可以利用演化树直观地描述这一种系发生（见图 10）。[19]

人类现存的最近的近亲是常见的黑猩猩，但这并不意味着人类就是由黑猩猩演化而来的，而是人类和黑猩猩拥有一个与二者长相都不相同的共同的祖先。过去 20 年通过对灵长类的分子研究得出的最具说服力的事实之一就是：人类和黑猩猩之间的亲近程度比这两者中任何一方同大猩猩之间的亲近程度都要高。[20]单就外表来看，许多人都会认为黑猩猩和大猩猩之间关系更亲近，可惜外表会骗人。黑猩猩和大猩猩之间绝大部分的相似生理特征，例如多毛、齿形、身形比例和指背行走都承袭自它们共同的生活在约 1100 万年前的祖先。黑猩猩和大猩猩会保留这些物理特征，很大概率是因为它们大部分都生活在它们共同的祖先曾经生活过的地方——赤道非洲的森林中。环境相对稳定的情况下，自然选择一般不会产生重大变化。在外貌方面，人类实属异类。自人类和黑猩猩从其共同祖先处分离出来后，人类便迅速经历了巨大变化，包括颀长的四肢、细小的牙齿、大脑袋和缩短的体毛。这些变化是为适应更开放的环境导致的自然选择的结果，例如大部分祖先生活过的稀树草原。有趣的是，我们以为的人类与黑猩猩之间巨大结构差异，实际上只是由相对较少的关键基因变化引起的。正如一位人类学家所说：人类是 98% 的黑猩猩。[21]

因此，要想了解人类皮肤和肤色的演化，可以从我们的灵长类近亲入手。我们所有的近亲的皮肤都有三个关键的解剖特征或功能属性。[22]其一，身体背面的皮肤比正面的厚，全身覆盖毛发。不过我们的近亲中有些体毛较重，如日本猕猴；有些则体毛较稀，如黑猩猩。人类大都体毛稀薄，几乎不可分辨。其二，灵长类动物能排汗。对于灵长类动物而言，排汗至关重要，它是灵长类动物面对炎热环境和剧烈运动时降温的首要途径。排汗量的大小与物种有关，但所有灵长类动物都能排汗。其三，灵长类动物皮肤能生产黑色素。这一能力的强弱随物种及其生活环境的变化而变化，不过所有灵长类动物的皮肤都有能生产黑色素的黑色素细胞。

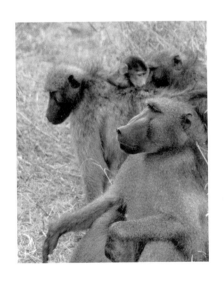

图11 这是一群阿拉伯狒狒（*Papio hamadryas ursinus*），背景中挂在妈妈背上的狒狒幼崽面部皮肤呈浅色。幼崽的妈妈及其他成年狒狒面部则呈现深色，原因在于多年暴露在阳光之下促使其皮肤产生了更多黑色素。毛里西奥·安东（Mauricio Antón）供图。

虽然我们总以为我们的近亲类人猿和猴子都是皮肤又黑，毛发又旺盛的动物，但经过仔细研究，我们发现了一些有趣的现象。这两种动物刚出生时皮肤都是浅色的，成年后毛发下的皮肤也只是稍稍有一点儿黑。那些常年暴露在阳光下的皮肤——脸部、双脚、双手经年累月，则变得非常黑。这通过一张狒狒"家庭照"（见图 11）可轻易看出。黑猩猩的情况相同，其幼崽的浅肤色和成年黑猩猩的深肤色对比鲜明。不过，假如这些幼崽被养在室内（如实验室或动物园），肤色则会一直都较浅。

那么，很可能人类和黑猩猩的共同祖先是浅色皮肤、黑色毛发，而且这是适用于包括猴子、类人猿和人类在内的整个延伸谱系的祖先的状态。[23] 据此，现在我们就可以开始探讨人类的大部分毛发是如何褪去的这一问题了。其答案和人类成为所有灵长类中最爱流汗的一员，以及演化出和其他灵长类动物不同的肤色有关。

第三章　毛发、大脑和会流汗的皮肤

关于人类几近无毛的成因，众说纷纭。由于没有能直接说明人类褪去毛发的时间及场景的化石证据，科学家们综合比较解剖学、生理学和行为学，再佐以不同程度的想象力，提出了各种各样的演化情境。这些假说有的听起来有理有据，也有的听起来奇奇怪怪；有将人类无毛归结为游泳需要的，也有将其归结为挑拣虱子的，不一而足。其中，最有根据的说法与汗液有关，即本章主题。不过我们可以先对其他假说稍作了解，或许也大有裨益。

最受大众欢迎的是所谓的水猿假说。[1]该观点认为六七百万年前，人类物种的伊始，曾经经历过一个水生阶段，原始人类——该词指代彼时与黑猩猩有共同祖先的人类——在此阶段褪掉了身体大部分毛发，多了一层皮下脂肪，同时实现了从四足到两足站立和两足活动的转变（变成两足动物）。[2]至于水生阶段的证据，水猿假说提到远古人类亲戚的化石遗迹多发现于古代湖泊附近，以及现代人类的某些解剖特征，例如躯体无毛和有皮下脂肪，与诸如海豚和鲸鱼等水生哺乳动物相似。20 世纪 70 年代，关于人类的起源众说纷纭，但多数认为人类起于盲目的暴力和冲突。[3] 这当中，水猿假说因其内容相对简单，所涉及的皆为远古人类游泳或水中受孕这类欢愉之事，颇受欢迎，甚至在此期间达到了高峰。

水猿假说并无事实依据支撑。我们来看看我们的远古祖先在非洲热带地区的处境。首先，假如一个人类祖先大部分时间生活在湖泊中，那么他就必须通过水岸进入水域。但在非洲，百万年来，其江河湖畔及水坑边一直不是什么友善之地。这些水域到处都是时刻等待倒霉猎物的鳄鱼，水边极度危险，几乎没有其他动物胆敢逗留。我们的原始人祖先只有 1 米来高，没有利爪，没有巨齿，也没有武器，根本不是这类强大掠食者的对手。

就算我们的原始人祖先能顺利进入以上水域，还是会面临其他大问题。人类的皮肤几乎无法抵御非洲河流湖泊中的寄生虫。生活在热带非洲水域附近的人群，健康面临的最大威胁之一就是血吸虫病。血吸虫是一种极小的虫子，它能迅速穿透皮肤侵入人体，引起寄生虫感染。许多其他寄生虫病也是通过此种方式侵入人体，继而夺走无数人的生命、活力及生存能力的。[4] 假如原始人类祖先在其演化早期的确经历过一个水生阶段，那么人类的免疫系统必然留有受到此类寄生虫攻击的痕迹。但是没有。也就只是在最近 1 万年前后，随着农业和渔业的发展，人类才开始有许多时间在水中，但我们的免疫系统也还未因自然选择而强大到足以抵御那些生活在淡水湖泊与河流中的致病生物的攻击。

水猿假说还无法充分解释原始人为何会演化出无毛的皮肤。对于像鲸鱼、海豚这一类完全水生的动物而言，赤裸的皮肤确是一大优势，因为这能减少阻力和浮力，尤其是在它们为了觅食或者长距离迁徙而深潜或加速时。但没有任何证据表明原始人曾有过以上活动，虽然他们偶尔也会在岸边或浅滩觅食贝类。[5] 对于那些只有部分时间在水中的动物来说，赤裸的皮肤反而是一种负担，因为这会影响它们在岸上调节体温。譬如，水獭、海狗、海狮这类体重低于一吨，且有部分时间在岸上的动物，它们身上都披有光滑且浓密的毛，以抵御岸上的寒冷。只有像海象和河马这样的巨型半水生哺乳动物才能拥有无毛的皮肤，因为它们身形形似一个巨大的酒桶，能防止体内热量从体表流失。

所有完全水生或者半水生哺乳动物都演化出了流线型的身体，身体上有鳍肢和鳍脚之类的附肢，以改善流体特性，最大程度减少皮肤和水的接触面积。[6] 假如你长时间生活在周围都是饥肠辘辘、虎视眈眈的猎手的水域，那么你就必须能在水中迅速移动，灵活机动。相比之下，古代的原始人是身材相当矮小的两足猿，双臂又细又长，不会狗刨，在水中连保护自己五分钟都办不到，更别说整日潜在水下，或在水中追逐猎物乃至相互嬉戏了。

简而言之，人类并非因经历了水生期而褪去了体毛。这个假说把这些人体特征归结为游泳和潜水，其实都可以用一个更具说服力也更简便的说法来解释：这是人类主动适应炎热、开放的环境的结果。[7]

其他相关假说也颇受欢迎。最近有一个假说认为，无毛的皮肤有利于生存和繁殖，因为它能降低因毛发中的寄生虫而丧命的可能。[8] 毛发和羽毛，是虱子和扁虱这类体表寄生虫的温暖天堂，身体没了毛发，这些小东西也就很难构成侵扰了。当人类开始利用衣物及其他有效方式遮蔽躯体抵御自然时，也就有了演化出无毛身体的可能性。假如寄生虫滋生后只要脱下衣物洗一洗就好了，那为何还要继续留存那一层皮毛呢？

这种理论认为人类一定是先有了衣服及建造隔热住所的手段之后，才开始演化出无毛的特征。可惜没有任何证据支撑，而且事实上，我们有许多相反的证据。衣服和住所出现的时间很晚。钻子和针——存在衣服的间接证据（因为可以利用二者将兽皮缝制成衣服）——直到最近 4 万年才出现，且主要发现于热带之外的地区。[9] 体表寄生虫假说断言，即使是相对早期的非洲原始人（如直立人）也具备允许无毛的文化条件（衣服、住所及火）。但是，考古记录并无可以支撑该断言的证据。此外，历史人种志中没有任何证据表明，非洲、大洋洲或其他任何热带地区，那些以传统方式生活的人穿许多衣服，即使是在天气寒冷的情况下。当今，热带地区的土著基本上是所有人类中毛发最稀疏的（见图 12）。无毛基本上可以确定是现代人类原来就有的特征，或者说是其祖先本来就有的特征，而且其成因与穿衣减少体表寄生虫没有任何关系。[10]

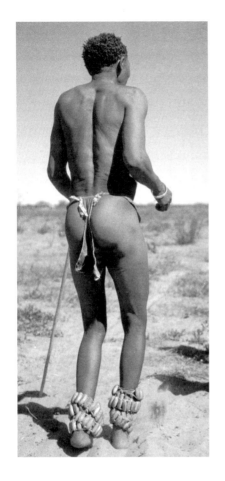

图12 热带地区的土著，如博茨瓦纳"桑（San，又称巴萨瓦尔）"部落的这名土著，全身基本无明显体毛，且通常不穿或者穿很少的衣服。爱德华·S.罗斯（Edward S. Ross）供图。

　　唯一与现有化石、解剖学及环境证据相一致的解释是排汗。对于一个活跃的、生活在炎热环境中的灵长类动物而言，拥有功能性赤裸且主动排汗的皮肤，是调节体温、保持头部凉爽的最佳途径。但是，我们首先得自问：同是生活在炎热环境中，为什么人类是赤裸的，而其他动物（包括其他灵长类动物）不这样呢？那些身披厚毛的动物，当它们在炎热环境中活动时又会怎样呢？

在由强烈日照形成的炎热环境中，皮毛或羽毛能减少动物从环境中获得的热量。虽然这听起来很反直觉，但对于大多数动物而言，厚厚的皮毛实际上能让它们在阳光下不会觉得太热。因为它们的皮毛能捕捉热量（吸收短波辐射）并在皮肤显著升温之前将热量（以长波辐射的形式）散发回环境中。[11] 在皮毛干燥的情况下，这个方法很管用；可是当它被汗水濡湿时，就会出问题了。

当动物因为自身运动产生更多热量时，或者当气温升高时，动物就必须应对体内攀升的热负荷问题。许多哺乳动物采取的办法就是排汗。汗液蒸发能给动物降温，是因为物体表面液体蒸发能带走热量。最有效的蒸发冷却作用发生在皮肤表面。但是当排汗量增多，皮毛被浸湿时，大部分蒸发作用便发生在皮毛表面而非皮肤了。这势必导致动物体内热量累积，因为皮下血管的热量无法在皮肤表面就地散发，而必须转移至潮湿的皮毛表面。最终的结果就是，动物排汗更多，而为了实现充分降温，动物的皮毛也变得更湿。从生理学角度来讲，这是极其低效的，而且几乎无法维持哪怕一小段时间。除非动物在活动时不断饮水，否则必将中暑而亡。

当环境温度升高，或动物进行更剧烈的活动时，排汗就显得尤为重要。当动物或人类处在休息状态，或参与低到中等强度劳动时，主要通过以下方式平衡体温：辐射（将热量从一个物体传递到另一个温度更低的物体上）、对流（通过物理传递实现热量交换，例如气流）、传导（通过直接接触将热量从一个物体传递到另一个物体上）、蒸发（见图 13）。当外界气温升高时，体温和气温之间的差异变小，这就限制了除排汗以外其他方式的散热量。当动物运动水平提高时，特别是大肌肉，就会产生更多热量，这是新陈代谢加速的结果。假如剧烈运动碰上高温天气，情况会变得复杂。这种情况下，有效的蒸发散热能力对生存来说就显得至关重要，任何放缓或阻碍这一进程的事物，都会危及该动物的生命。假如原始人身披厚重毛发，那么当他进行剧烈运动时，将很难平衡体温，因为濡湿的毛发就好比毛毯，严重阻碍了皮肤表面散热。身体努力排汗降温，最终却一场空，只落得个迅速脱水。现在大部分专家都认同，正是这些条件激发了人类朝无毛方向演化。去除大部分毛发，阻碍皮肤表面汗液蒸发的障碍自然也就消失了。[12]

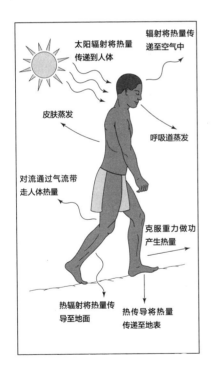

图13 人类和动物通过辐射、对流、传导、蒸发等方式保持身体凉爽。当气温升高或进行剧烈活动时，通过排汗的蒸发散热方式就显得尤为重要。詹妮弗·凯恩（Jennifer Kane）绘图。

人类皮肤主要分布外泌汗腺，外泌汗腺能在降温过程中分泌大量稀薄液体，且该液体蒸发迅速，这一过程在专业上被称为温热性出汗。[13] 其他哺乳动物主要分布顶泌汗腺。顶泌汗腺能分泌少量乳状黏稠液体，当这种液体变干后，会形成闪闪发亮的黏性滴液。比如马这种动物，它在运动中产生的顶泌汗液会和其皮脂腺产生的皮脂相混合，然后形成一种泡沫状的东西，这种东西能帮助它降温。也是在英语中"焦躁"[1] 这一俚语的来源。成人顶泌汗腺相对较少，主要分布在腹股沟、腋下及外耳，在压力及性刺激下会产生分泌物。在人类演化过程中，外泌汗腺在数量上压倒顶泌汗腺具有充分的理由。

在高温或剧烈运动条件下，拥有厚重皮毛和顶泌汗腺的动物产生的汗液仅为一个高效"排汗机"人类的 10%～20%。对于这类动物而言，单单排汗并不能有效维持身体敏感器官处于合适的温度之内。于是，许多动物演化出了其他降温机制，例如喘气（见图 14）。[14] 除灵长类以外的绝大部分哺乳动物，都联合使用顶泌汗腺分泌及其他方式，包括喘气。非人类灵长类动物只通过排汗保持身体凉爽，不过它们是外泌汗腺和顶泌汗腺双管齐下的。[15] 许多物种也依靠行为来调节体温：高温时，就休息或者找个阴凉处避一避，防止体内热量聚集。可是，为什么只有人类演化成了这么一台高效的外泌"排汗机"呢？

1　in the lather，直译为"在泡沫里"。——编者注

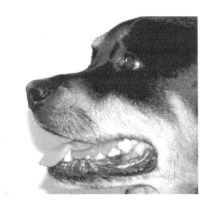

图14 狗及其他食肉动物通过顶泌汗腺分泌汗液和喘气的方式降温。喘气时，发生在口腔内的蒸发作用使流经口腔静脉的血液得到冷却，冷却后的血液回流到头骨深处，从而有效降低脑基底部的温度，之后再流回心脏。狗还能通过发生在鼻腔内部的蒸发作用散发部分热量。

约200万年前出现了人属，这在许多方面都是人类演化的一个转折点。[16] 随着这些原始人的演化，基于外泌汗腺的温热性出汗变得越来越重要，其原因主要有两方面，且都与其发展中的关键特征有关。其一是人类活动水平的提升，尤其是白天，此时大部分动物都必须避退至阴凉处。其二是人类大脑平均尺寸的显著提高。[17] 在这两种情况中，拥有一个更高效的降温方式都显得尤为关键。

以瘦高的少年"图尔卡纳男孩"［生活在距今约160万年的肯尼亚西北部的图尔卡纳湖（Lake Turkana）沿岸］为代表的人属早期成员，比其祖先身高更高，双腿更长，但双臂则相对较短。[18] 他们的大脑更大，生活方式也更现代，进行更多的剧烈运动，例如会在炎热开放的环境中进行长途跋涉，而非像过去那样为了安全而待在森林的庇护之下。证据的来源是多方面的，例如对原始人的骨骼、牙齿的研究，保存下来的石器，这一古代物质文化的其他遗存，以及现代生理学的实验，都表明我们的这些祖先曾经很活跃，他们靠两足行走，杂食，会长途跋涉寻找制作工具的材料。[19] 其扩大的活动范围尤为引人注目：最近有研究对比了我们远古祖先的化石遗骸及长期运动的现代人的解剖结构，结果表明长跑很可能是影响现代人体形的最关键因素。[20] 为适应开放环境而提高的运动能力，与一系列长距离追寻行为有关，如捕猎、寻找石器原材料，或其他重要的求生行为，而这些都是自然选择推动的。

热量是日益活跃的早期原始人必须面临的重大环境挑战之一，而演化出无比高效的外泌汗腺，提高排汗能力，无疑是应对这一挑战的重要手段。在炎热的沙漠中，这些外泌汗腺可帮助人类排出超过 12 升的汗液，排汗速度为每小时 1 升，部分人短期内可达到每小时 3.5 升，实属惊人。当液体蒸发时，人体体温下降，即形成一个强大的全身冷却机制。在出汗皮肤下方流动的血液，因为皮肤表面的蒸发作用和热量流失，从而得到冷却。冷却后的血液接着流回人体核心区域入肺携氧，之后再由心脏和动脉对其进行再分配，流到温度敏感的器官，例如大脑、肝和骨骼肌。大家也可在自己身上观察到这一过程。当你因为高温或剧烈运动导致体内热量聚积时，你便能观察到自己的双手、双脚、头部和脖颈处血管膨胀且更加清晰可辨。对于肤色较浅的人来说，高温下剧烈运动之后，因为面部血管膨胀充血，几乎总是会产生典型的红脸。

维持体温平衡对保证内脏正常运作至关重要，尤其是大脑。只要温度游离在正常体温（37 摄氏度）外几度，内部器官便无法正常运作。比如，当大脑稍有过热时，个人的思考、推理、交流能力便大打折扣，这一点每个发过烧的人都深有体会。当体温升至 40 摄氏度时，会出现说胡话的精神错乱情况；当大脑持续处于 42 摄氏度的高温时，人便会失去意识并很快死亡。

于人类而言，给大脑降温绝非琐事一件，因为人脑比我们的大脑袋近亲黑猩猩的还要大出许多。人类大脑平均体积为 1300~1400 立方厘米，黑猩猩的大脑平均体积则仅有 450 立方厘米。经过 200 万年的演化，人类大脑体积显著变大，已经成了所有动物中大脑相对体积最大的那一个。[21] 硕大的大脑为我们提供了诸多优势，但其维护成本也十分高昂。好比一辆赛车的强大引擎，我们得给大脑提供大量上好的燃料，这也使得大脑对过热异常敏感。因为大脑温度与主动脉中血液的温度密切相关，所以必须谨慎调控循环中的血液的温度。随着大脑体积日益增大，拥有一套勤恳高效的全身性冷却系统，也就变得前所未有地重要了。[22] 每一个硕大的大脑下面，很可能都顶着一个爱流汗的人类身体。

人属早期成员就是精力充沛、活跃的两足类动物。有趣的是，其双足行走的特性某种程度上也帮助降低了身体的热负荷。同样置身在赤道的正午烈日之下，两足灵长类直接暴露在太阳辐射下的面积要比四足类动物小，这也让在酷暑中的现代人类能比其他动物更活跃。[23] 现有的生理学、古生物学及古代环境学证据表明，我们就是在这个演化阶段变成了一个极具竞争力的"排汗狂魔"。我们极有可能也是在这个阶段丢失了顶泌汗腺的结构，并进而演化成了全世界最高效的外泌汗液生产者。

我们可以推断人类也是在这个时间点失掉了其绝大部分（并

非全部）的毛发。只是策略性地在头顶上留了一团。鉴于我们都知道保持大脑凉爽有多重要，乍一听这有点反直觉，但实际上在头顶上保留茂密的头发对人类的演化发展至关重要。首先，它能保护头皮免受阳光直射的伤害，其次，它有助于大脑降温。当人类站在烈日之下时，头发表面温度升高，在头发与头皮之间会形成一个温度稍低的阻挡层。头皮就通过蒸发和辐射将热量散发至该阻挡层。等你下次站在烈日下时，便能轻松验证这一点。到时候你的头发会变得滚烫（深色头发尤甚），但头皮附近的空气却依然凉爽。假如你的头发是鬈曲或者交叉缠绕的，效果会更明显，因为这会在头皮与直面烈日的头发表面之间建立一个特别厚的阻挡层。

外泌汗腺广泛分布于现代人类的身体表面。外泌汗腺呈管状，位于真皮外部。与顶泌汗腺不同，外泌汗腺和毛囊无任何关联（参见前文图 1）。大多数哺乳动物的外泌汗腺仅分布于手掌、脚掌这两处经常发生摩擦的表面，目的是保持摩擦表面柔韧，以使动物能够站稳。外泌汗腺分泌的液体经由毛孔被挤出皮肤表面。人类身体表面有 200 万～400 万个外泌汗腺，平均分布密度为每平方厘米 150～340 个。其中，脚掌和手掌上分布最多，这无疑是从我们的哺乳动物祖先处继承而来的。[24]

外泌汗腺和顶泌汗腺对热都能做出反应，都能在温热性出汗中发挥不同程度的作用。这得通过对交感神经（sympathetic nerves）的热刺激来完成。交感神经是自主神经系统（automatic nervous system）的一部分。自主神经系统主要负责维持人体不受意识控制的"内务"或者说"自主"功能，例如调节心率，控制血管直径，调节瞳孔大小。特别地，该系统中的交感神经能增强人体对厌恶性压力（aversive stress）的反应，做出"战斗或逃跑"的决策。手掌和脚掌部位的外泌汗腺与身体其他部位的有所不同，它们只对情绪刺激有反应，而脸部和腋下的外泌汗腺既能对情绪刺激有反应，也能对温度刺激有反应。[25]

于人类而言，顶泌汗腺在温热性排汗散热过程中作用不大，且通常被认为是人类演化的残留。不过，顶泌汗腺的确在许多哺乳动物中能够起到调节体温的作用，例如尚未演化出外泌汗腺散热功能的有蹄类动物。在人类最亲的"灵长类亲戚"——黑猩猩和大猩猩身体表面，外泌汗腺比顶泌汗腺分布更普遍，但其密度和数量远不如人类。

科学家和临床医生对汗腺及其活动充满了兴趣，并且花费了大量时间和精力研究不同人群的汗腺在数量、结构、功能上的差异。但令人奇怪的是，鲜有严肃研究对比不同个体的温热性出汗反应。人体汗腺密度实际上在个体与个体之间、部位与部位之间差别不大，虽然有时也会在不同人群间发现一些细微差异。[26]可能偶尔你会听到有人说"我从来不流汗"，又或者"我流汗好像就没停过"。这一排汗差异似乎有两个主要原因。其一，个体的活跃汗腺与不活跃汗腺相对数量不同。人体活跃汗腺数量受年龄、体重、性别及其他因素影响。其二，个体的排汗能力取决于其身体的含水量及其对特定气候的生理适应程度。这些因素或许能解释为何生活在炎热地区的具有欧洲血统的浅色人群，普遍比肤色更深的非洲人和亚洲人有更高的出汗率。

流汗对调节体温至关重要，但人类同时也在使用其他调节体温的方式。生理学家将人类调节体温的方式分为无意识的和自发的。借助皮肤的无意识调节十分复杂，需经由一连串的反应完成，并不只是排汗那么简单。它始于体温信息传至大脑之时。当体温超出正常值时，人体的恒温器便开始介入，调控身体核心区域与皮肤之间的热量传递。这是通过改变血管直径从而改变血液流量来实现的。皮肤是人体向环境排放或收集热量的窗口，是蒸发散热时汗液排出的必需场所。人类十分擅长以自发的形式调节体温，也擅长采取各种有意识的措施保持身体舒适。例如在烈日当空之时寻找荫蔽之处，或者增减衣物，又或者使用取暖器或蒲扇等设备。随着人类历史的发展，这些措施也变得越发复杂和精妙，从而降低了人体适应极端环境的选择压力。

排汗降温的重要性由环境温度、湿度、身体活动各因素综合决定。在气温极高、湿度极大时，例如气温高于人体体温，空气湿度大于90%，人体必须通过排汗来散发热量，因为此时的人体实际上正从环境中不停地吸收热量而非将热量散发到环境中。在这种极端情况中，排汗贡献了人体90%的散热能力。此时人体必须不断补充液体，才能维持体内血液含量，保证汗腺有充足的汗液冷却剂。[27] 当一个人在高温天气下从事剧烈活动时，其汗腺必须处在最佳状态、发挥最大作用，其前提便是不断摄入液体。

不过有时候人体排汗与外界温度或身体活动水平并无关系。例如，女性在更年期时会出现潮热和盗汗的症状；身染流感或疟疾的人，会时而发冷，时而发热流汗。在这些情况下，人体之所以产生汗液，是因为大脑或脊髓中负责调节温度的神经结构，被激素水平的变化，或入侵微生物释放的、能引起发热的化学物质激活了。

有些患有无汗型外胚层发育不良（anhidrotic ectodermal dysplasia）遗传病的患者，没有或者只有少数活跃的汗腺，他们很难从事高强度的身体活动，尤其是在高温条件下。[28] 就算是那些活跃汗腺数目正常的人，也需要确保这些汗腺处在一个良好的状态，才能进行正常的日常活动。例如，汗腺的热应激能力与晒伤呈负相关。[29] 所以，人类在热带的漫长发展过程中，保护汗腺免受强烈太阳光的伤害一直是一件至关重要的事情。这就是为什么说深色皮肤对今天热带地区的人们很重要，也是为什么说深色皮肤是人类历史上的一个关键创新。

研究人员通过实验研究和模拟热带严苛环境下的体温调节情况，发现形体消瘦的人散热效率最高，因为消瘦者的皮肤表面积和体重的比值大，换句话说，当皮肤表面积大而人又瘦时，散热便实现了最大化。[30] 因此在炎热的环境中，瘦高的人比矮胖的人在保持热平衡方面更有优势。这也是为什么许多长期生活在旧大陆热带地区的居民，如尼罗河部落、澳大利亚土著及印度的许多部落的人都又瘦又高，四肢瘦长（见图 15）。瘦意味着能更快地将身体核心区的热量传递到体表，而修长的四肢则意味着拥有更大的体表面积，能更快地将热量从体表传递到环境中。

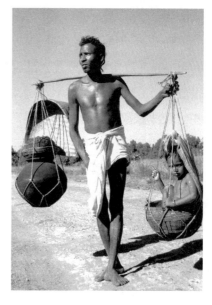

图15 热带地区的土著居民通常四肢很长，身体很瘦，例如印度费拉斯岗（Pharasgaon）原住民。变大的表面积与体积比有助于人体在高温条件下快速散热。当温热性出汗成为身体降温的主导方式（如空气湿度大或个体正进行剧烈活动时），这一比例就显得尤为重要。爱德华·S.罗斯供图。

　　这一比例关系也是艾伦法则（Allen's Rule）的基础。艾伦法则指出：生活在寒冷地区的哺乳动物，其末端部位的尺寸及表面积较小，而生活在炎热地区的则较大。大自然中能印证这一法则的例子比比皆是。不管是地松鼠、老鼠、兔子还是其他任何哺乳动物，生活在寒冷或高山地区的，其四肢、耳朵、尾巴都要比生活在温暖的低地或沙漠的来得短小。这一法则也帮助解释了为何超重或肥胖的人会经常产生热应激反应（heat strain）并大汗淋漓。肥胖人士因为他们的皮肤和皮下脂肪层变厚，导致体内热量从核心区流向体表的速度减慢，也就不太能通过辐射、对流或蒸发的方式将热量散发至环境中。

　　因此，毫不起眼的汗腺必须在人类演化史上占有一席之地。没有众多汗腺分泌大量汗液为人类降温，我们将仍旧和我们的祖先一样浑身披着厚重的皮毛并过着和类人猿几乎无甚差异的生活，我们将永远不可能演化出高认知、高耗能的大脑，也永远不可能具备在炎热地区的酷暑天气下保持活跃和警惕的能力。迄今未曾有人为汗液谱写过任何赞词或颂歌，但我们应该为其歌颂。因为，正是这古老、朴实无华、平淡无奇的汗液成就了今天的人类。

第四章　皮肤与紫外线辐射

在我们从事日常活动的过程中，皮肤总是十分活跃，其复杂的化学成分也瞬息万变。皮肤细胞在分裂，重要分子被分解，有一些被修复，还有一些被生成。由于人类起源于热带地区，且在600多万年的存续时间里，大部分时候都生活在热带地区，我们的部分皮肤在结构和生化层面参与了一系列对热量和光线的适应活动。流汗只是其中之一。皮肤还演化出了其他途径以调节机体与环境之间的重要化学转换，尤其在机体与阳光之间。

太阳可以发出各种各样的电磁辐射，从伽马射线（γ射线）这样的短波电离辐射，到红外线这样的长波电磁波（见图16）。紫外线辐射覆盖了一个很宽的波长范围，从波长很短的真空紫外线到较长的短波紫外线（UVC）、中波紫外线（UVB）、长波紫外线（UVA）。虽因其对生物系统的破坏作用而饱受生物学家的诟病，但紫外线辐射一直以来都是推动地球生物演化的重要力量。自地球早期时起，单细胞和多细胞生物就演化出了自己的一套机制，以保护自身精妙的化学反应不受紫外线的破坏。[1]

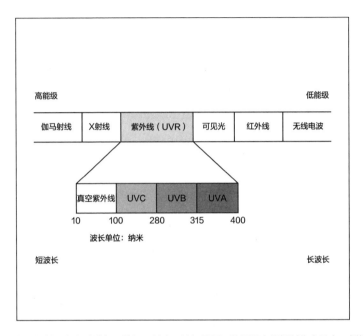

图16 太阳辐射具有各种波长和能级。其中，波长最短、能级最高的辐射伤害最大，例如 γ 射线和UVC。大气层中的氧气和臭氧能过滤掉大部分有害紫外线辐射，但过度暴露在紫外线辐射中可改变人体DNA，破坏人体中的叶酸。© 2005 Jennifer Kane

对于地球上的生物体而言，危害最大的是那些波长最短、能量最高的太阳辐射，例如 γ 射线和 UVC。地球在其漫长的发展过程中，出现了富含氧气和臭氧的大气层。大气层能有效阻挡最具危害性的太阳辐射。相较而言，像紫外线中的长波辐射（特别是 UVB 和 UVA）、可见光、红外线和无线电波，都能更轻易地穿过大气层。现今有科学家和部分政客十分关心大气层，特别是臭氧层的健康状况，他们的关心很有道理。因为假如臭氧层变薄或者穿孔严重，那么，地球上绝大部分的生命体都将受到高能太阳辐射的摧残，尤其是过量 UVB 的破坏。

　　热带，尤其是赤道地区，紫外线辐射非常强。但纬度并非唯一的决定因素；部分赤道附近的地区，其紫外线辐射水平比其他地方还要高。在干旱地区，例如撒哈拉沙漠，紫外线辐射水平就非常高；而在湿润或多云的地区，例如亚马孙雨林，其紫外线辐射水平就相对低些。热带以外的地区，紫外线辐射水平通常较低，除少数例外，如青藏高原因为海拔高，大气稀薄，所以紫外线辐射水平非常高。[2]

　　不同类型的紫外线辐射穿透大气的能力亦不同。当紫外线辐射靠近地球时，大部分高能波段的紫外线（UVC 及 90% 的 UVB）都将被大气中的氧气和臭氧吸收。剩余 10% 的 UVB 及所有 UVA 将穿透大气层，但实际到达任何一个地点的量将取决于该地所处纬度及当时的太阳高度角。当远离赤道时，太阳高度角变小，大气层变厚，也就能过滤掉更多的 UVB。因此，高纬度地区 UVB 水平低。UVB 水平的微小变化都能对动植物产生重大影响。例如，生活在南、北半球高纬度地区的生命体已经适应了只接收少量的 UVB 辐射，且只在夏至日时才能接收到。[3]UVB 和 UVA 在地球上的不均等分配，对不同纬度生命的演化产生了巨大影响，也对人类肤色的演化产生了巨大影响，关于后一点，我们将在后面的章节中再作叙述。

　　人体中大部分由紫外线辐射引起的化学反应都是有害的。假如你有过被晒伤的经历，你就知道皮肤受伤是什么样子了，你能感受并看到这些伤害。但晒伤只是紫外线辐射最直接的影响而已。紫外线辐射所引起的最严重的破坏则更为糟糕，因为它能持续多年而不被发现——紫外线辐射能破坏DNA分子。DNA分子是人体中最重要的信息携带分子，对细胞分裂至关重要。紫外线辐射可以在DNA分子吸收辐射时改变其化学成分，直接影响DNA分子；也可以通过辐射产生的、具有潜在破坏性的自由基，间接影响DNA分子。

当DNA分子吸收较短波长的紫外线辐射（主要为UVB）时，所受伤害最大。因为这时DNA分子内部会产生一种特殊的化学物质，这种化学物质由日照产生，所以得名"光产物"。光产物能使DNA分子产生细微的结构畸变。这种畸变通常能通过核苷酸切除修复，即移除并替换受损的DNA链而得以纠正。核苷酸切除修复属于分子层面上的纠正手术。DNA修复能力是人类历史上最伟大的演化创新之一。假如没有太多DNA受损，而修复机制本身也是健全的，那么这个修复过程通常是悄然进行的。但假如修复不充分，细胞将携带缺陷DNA进行复制。假如时间够长，个体又持续暴露在阳光之下，那么携带缺陷DNA的细胞将在皮肤内累积，最终导致皮肤癌。[4]UVA也会对DNA造成不容忽视的伤害，虽然这种伤害在结构和效果上可能和UVB的不同。UVA一直以来被认为是暴晒导致皮肤过早老化（光老化）的罪魁祸首，而流行病学研究中，也一直将其与最凶险的皮肤癌——恶性黑色素瘤联系起来。[5]

DNA并非唯一受到紫外线辐射不良影响的分子，叶酸也是。水溶性B族维生素——叶酸是生产DNA的必要物质。人体必须不停生产新的 DNA，因为人体许多日常功能都要求细胞分裂。例如，生产新的血细胞；修复皮肤、毛囊、口腔黏膜和肠壁；生产男性的精细胞（这一活动贯穿男性整个成年期）。[6]但叶酸不足会放缓或限制 DNA 生产，进而牵连所有需要新 DNA 的生理活动，特别是那些需要持续快速供应 DNA 的生理活动。DNA 对加速人类胚胎或胎儿的细胞分裂尤为重要，尤其是在怀孕早期开始形成器官和身体的时候。假如母体内没有足够的叶酸，就无法生产足够的 DNA 以促进细胞分裂，使胚胎组织分化和生长。[7]

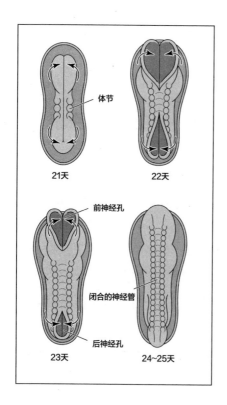

图17 孕期前几周，随着神经管的形成，人类胚胎的神经系统开始逐渐成形。这一过程牵涉胚胎顶端神经褶拉链式的精确闭合，如右侧顺序图所示。要想顺利完成这一过程，神经褶中的细胞分裂必须按时发生。假如叶酸不足，无法生产神经褶快速的细胞分裂所需的 DNA，就会出现神经管缺陷。神经管两侧的体节是人体绝大部分肌肉和骨骼的发展基石。詹妮弗·凯恩绘图。

叶酸在胚胎神经系统的发育过程中也发挥着不可忽视的重要作用。在胚胎发育早期、关键期如发生叶酸不足，会导致不同程度的先天性缺陷，有的甚至会致命。现已普遍认为叶酸是导致无数妊娠并发症和一系列被统称为神经管缺陷的先天性疾病的风险因素。[8]胚胎中的神经管是神经系统的前身，其从原始脑顶部（前神经孔）一直延伸到脊髓末端（后神经孔）（图17）。

就对健康的影响而言，特别是对男女的生殖健康而言，鲜有营养素能与叶酸相提并论。人类主要从绿叶蔬菜、柑橘及全麦食品中摄取叶酸。因其对人体机能及维持生殖健康的重要作用，许多国家已将其认定为公共健康运动的重点关注对象。叶酸被以维生素 B_9（folic acid）的形式添加入各种食品（特别是面包和谷类食物）中，生育年龄的女性也被鼓励适当补充叶酸。[9]

紫外线辐射及其他高能辐射会破坏人体内的叶酸。当叶酸突然遭到大规模破坏时，其后果将不堪设想，因为所有需要叶酸的化学过程都将受到影响。[10]虽然科学家早在近30年前就已经记录到了紫外线辐射对人体叶酸的破坏作用[11]，但也只在最近10年，随着叶酸重要性日渐凸显，人们才开始意识到叶酸受损的严重后果。相关实验室的实验详细记录了紫外线辐射对叶酸的化学破坏。研究结果表明，叶酸最易受到紫外线辐射中的长波辐射 UVA 的破坏。[12]以上实验研究为揭开现实生活中自然存在的 UVA 如何影响人体叶酸水平铺平了道路。假如紫外线辐射能破坏叶酸——人类生命及繁殖的关键物质，那么显然，自然选择一定会演化出某种防御机制，以维持人体正常叶酸水平。这就得从皮肤说起，关于这点我们将在接下来的第五章和第六章中对其进行详细探讨。当皮肤遭受太阳带来的负面影响时，演化的解决办法就是为人体表面加一层天然防晒屏障——皮肤。[13]

虽然紫外线辐射具有破坏性，但并非有百害而无一利。事实上，它也有积极的生物效用。其中最为重要的，就是协助皮肤内维生素的生成。维生素 D 俗称"日光维生素"[14]，有多种存在形式：脊椎动物中主要为维生素 D_3，植物中为维生素 D_2。维生素 D 是一种独特的天然分子，最早在 7.5 亿多年前是微小的海洋浮游植物光合作用的产物。[15]虽然其对最早期脊椎动物的作用尚未被充分了解，但在约 3.5 亿年之前，也就是第一批四足类动物、第一批长时间生活在陆地上的动物出现之时，维生素 D 就已经在脊椎动物的演化中起到了至关重要的作用。

维生素 D 对所有脊椎动物而言都十分重要，因为脊椎动物必须依靠维生素 D 才能吸收膳食中的钙以强健内骨骼。鱼能通过进食浮游生物及其他含有维生素 D 的鱼类轻松获取充足的维生素 D，但最早生活在陆地上的那批脊椎动物不可以，因为它们无法获取以上资源，尽管它们对吸收钙质强健骨骼的需求十分巨大。这时，自然选择充分发挥了它的作用——脊椎动物演化出了自己制造维生素 D 的能力。因为维生素 D 是由光化学反应或由阳光诱导的化学反应产生的，所以早期四足类动物可以通过晒太阳满足自身对维生素 D 的需求。这样，早期四足类动物就可以通过食物摄入及它们皮肤中的维生素工厂获得维生素 D。

紫外线辐射中的 UVB 能刺激皮肤生产维生素 D_3。高能 UVB 光子先穿过皮肤，被表皮和真皮细胞中的类固醇分子吸收，然后催化促进维生素 D_3 前体的形成。接着，皮肤中的这一前体分子在体温的作用下转化成维生素 D_3，而维生素 D_3 在肝脏和肾脏中通过进一步的化学转化，变成具有生物活性的维生素。这一化学反应具备自限性，即假如人体循环中已有足量的具备生物活性的维生素 D，那么这一过程将被终止，这些化学前体将被分解成惰性的副产品，这样就能避免人体活性维生素 D 过量，从而避免"维生素 D 中毒"。[16]

活性维生素在人体内有多种用途。它能调节钙和磷的新陈代谢，此二者正是构建坚固骨架的基础；它能促进肠道对钙质的吸收，还能直接影响成骨细胞。我们一直知道维生素 D 有助于我们从食物中吸收钙，而钙是骨骼健康成长所必需的。

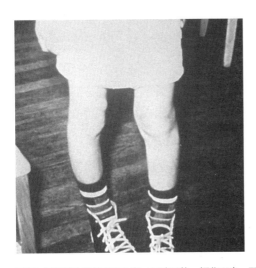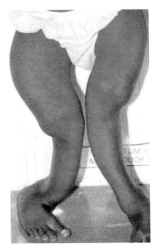

图18 患营养性佝偻病的儿童，骨骼柔软，钙化不良，不堪承受身躯之重，双腿弯曲。这是因为患者体内严重缺乏维生素D，因而无法从膳食中吸收足够的钙质。从前，患佝偻病的患者多为北半球高纬度极少能照到UVB地区的儿童，现在越来越常见于全球各地或食物中鲜少有钙或不晒太阳的黑人儿童中。左图，© NMSB／常用医疗库存图片（Custom Medical Stock Photo）；右图，医学博士汤姆·D. 撒切尔（Tom D. Thacher）供图。

维生素 D 缺乏对人体的负面影响是终身的。幼时或成年缺乏维生素 D，会降低之后的生育能力。维生素 D 缺乏可能引起的最严重、最臭名昭著的结果是营养性佝偻病。这是一种儿童病，患病儿童会因双腿长骨无法支撑身体重量而弯曲（见图 18）。罹患佝偻病的儿童，其软骨在发育成为骨头的过程中，因为无法吸收钙质和磷酸盐，故无法正常实现钙化。佝偻病严重的女童，其骨盆也无法得到正常发育，而这将在之后引发一系列与生育相关的问题，包括梗阻性分娩，更高的母婴健康风险，以及更高的母婴死亡率。体内维生素 D 过低也会影响卵巢的正常功能。孕妇缺乏维生素 D，会使其血液中的钙含量处于极低水平，并产出患佝偻病的婴儿。若成人缺乏维生素 D，则会患上令人痛苦的软骨病——这是一种促使人体骨骼架构软化的疾病，还会影响身体免疫系统的正常运作。[17]

相较于维生素 D 对健康骨骼的重要影响，人们还不太知道维生素 D 能调节正常细胞的生长并抑制癌细胞的生长。[18]近日，维生素 D 缺乏还被认为与工业化国家中几种发病率攀升的癌症相关，即结肠癌、乳腺癌、前列腺癌和卵巢癌。[19]这些癌症似乎频发于高纬度地区长期缺乏维生素 D 的人群，这一发现所具备的演化意义将在接下来两章中有所凸显。

在地球生命演化的历程中，紫外线辐射一直是一股无情的力量。因其破坏力，生命体必须演化出复杂的手段以保护其最基本的生殖元素——DNA 和叶酸前体免遭摧毁。与大多数恶徒一样，紫外线辐射也有其不为人知的良善一面。它能将皮肤中的分子转化为维生素 D 的前体。维生素 D 前体是所有生活在陆地上的脊椎动物所必不可少的，包括人类。演化的聪明之处在于找到了控制紫外线辐射进入皮肤的辐射量的办法，而这正是皮肤的"黑暗"秘密。

第五章　保护皮肤的黑色素

　　人类的肤色，天生色彩丰富。单就我们智人这一新近演化出现的物种而言，其肤色便横跨了最苍白的象牙白与最深沉的棕褐色，且不同肤色之间的色度变化极其微妙，几乎令人难以察觉，丰富的肤色色度也足以自成一块调色盘。人类肤色之所以如此丰富，是因为个体皮肤内所含黑色素数量及分布不尽相同。黑色素并非寻常分子，它是人类肤色的主宰。在人类演化进程中，它实实在在地发挥着成千上万种作用，而保护人类皮肤免受伤害，只是它近期才被发现的作用之一罢了。

　　黑色素是一类结构复杂、形式多样的聚合色素（聚合物指的是由许多重复单元组成的化合物）。我们在人体中发现的黑色素，主要是一种极其浓稠、几乎不可溶的深棕色色素分子。这种色素分子附着在蛋白质上。[1] 当把这种色素分子在实验室中分离出来时，它的模样就像是烧杯底部残留的油泥。黑色素在自然界中普遍存在，出于共同的理由，为从菌菇到青蛙的一切生命赋予了色调。

黑色素是极好的天然遮光剂。黑色素分子由许多包含强键能的碳－碳键连接的单元组成，所以很难精确描述其化学成分。[2]不过，科学家已经对天然形成的黑色素进行了相当细致的研究，我们也因此获悉黑色素具备许多了不起的化学及光学属性。在人体内，它能够吸收、散射和反射不同波长的光。[3]人体内的黑色素由多种化合物混合而成，包括黑色素聚合物、构筑块（building blocks）及降解产物，共同吸收所有波长的有害紫外线辐射，保护人体脆弱的生理系统和分子结构，即使黑色素吸收太阳辐射的能力从紫外线到可见光呈递减趋势。[4]

黑色素由黑色素细胞产生。黑色素细胞是我们在第一章中提到过的一种特殊的迁移细胞（见图1、图2），深植于表皮和毛球基质。关于黑色素细胞的系统发育（整体演化史）和个体发育（个体发育史），那是一个相当引人入胜的故事。黑色素细胞源自胚胎神经管两侧的神经嵴（见图18），起初为一种活跃的分裂细胞，即成黑色素细胞，在胚胎发育的第十八周逐渐迁移至表皮，最终到达皮肤、耳朵、眼睛及脑膜（见图19）。

黑色素细胞通过细胞内的膜结合小泡（黑素体）产生黑色素，随后，黑色素被挤出细胞，并通过蜘蛛状树突进入表皮角质细胞。黑素体的大小、形状及其聚合方式都会影响它保护皮肤及其下方组织免受紫外线辐射伤害的能力。深色皮肤中的黑素体更大、黑色素含量更丰富，并均匀分布在角质细胞中。相较于浅色皮肤个头较小、密度较稀、颜色较浅的黑素体，深色皮肤中的黑素体能吸收更多能量。[5] 表皮中游离在黑素体之外的小颗粒——黑色素颗粒，也能吸收和散射紫外线辐射，以起到额外保护皮肤的作用。[6]

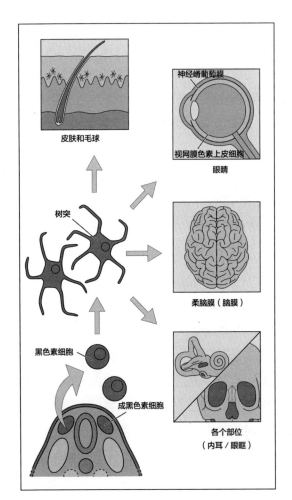

图19 黑色素细胞源自发育中胚胎脊髓附近的神经嵴，最初形态为成黑色素细胞。胚胎发育早期，成黑色素细胞迁移至全身，到达皮肤、耳朵、大脑及眼睛，产生黑色素。詹妮弗·凯恩绘图。

最近，一项针对斑马鱼色素沉着的研究，意外地使我们对黑色素在人体色素沉着过程中的重要作用有了新认识。斑马鱼是一种小型鱼，原产于非洲，水族箱和科学实验室中都有它的身影。斑马鱼有多个品种，每个品种的色素沉着样式都不同，其中，金色斑马鱼的黑色素沉着较野生斑马鱼浅。这种金色斑马鱼的黑素体比普通斑马鱼更小、分布更稀疏。对金色斑马鱼的研究表明，其特有的黑素体结构及色素沉着是由一种变异基因决定的，而与该变异基因对应的人类变异基因，则广泛存在于浅肤色的欧洲人体内。[7]这一相似性意味着，相似的基因突变在欧洲人体内产生了含有更少黑色素的小黑素体。这种突变基因及其产生的浅色皮肤，在我们通常称之为"选择性清除"的进程中开始流行开来。换句话说，在人类初登欧洲大陆时，这种突变基因带来的浅色皮肤十分有利于生存，以至该种基因很快就占据了主导地位。

在人类及所有其他哺乳动物的表皮中发现有两种黑色素，第一种也是最为普遍的一种黑棕色的真黑色素，第二种为黄红色的褐黑色素。真黑色素高度凝聚，就形成了我们的暗色皮肤。日光浴后皮肤被晒黑，也是真黑色素作用的结果。褐黑色素在人体皮肤中的体现就更为多样了。褐黑色素常见于北欧红发人种，是该人种皮肤中唯一的黑色素。褐黑色素同样见于部分东亚人及美洲土著人，不过具体含量存在个体差异。[8]在人体中，酪氨酸借助酪氨酸酶发生氧化作用，从而产生黑色素。这两类黑色素的产生化学路径相同，多巴醌是黑色素在这一化学路径中的关键中间体（见图20）。[9]

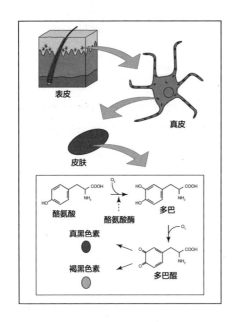

图20 黑色素细胞通过细胞内被称作黑素体的小泡产生黑色素，包括黑棕色的真黑色素和黄红色的褐黑色素。随后，色泽浓郁的黑素体，通过黑素细胞的蜘蛛状树突臂被转移到邻近的角质细胞中。詹妮弗·凯恩绘图。

人体黑色素的产生受多种因素控制，包括色素沉着基因、激素和紫外线辐射。当基因和激素作用失衡时，就会部分或完全阻碍黑色素的产生，造成个体皮肤、毛发或眼睛只含很少或者完全不含色素，换句话说，就是使其患上白化病。[10]白化病可能发生于所有动物中，包括昆虫等无脊椎动物、鱼、鸟及哺乳动物。患有白化病的动物与色素沉着处于正常水平的动物在外貌上存在着巨大差异（见图21）。对于许多生活在洞穴或深海等太阳辐射无法穿透的地方的鱼类和无脊椎动物而言，白化是一种正常状态。这些动物没有来自自然选择的压力，无须努力制造保护性黑色素，也就逐渐失去了这一能力，并安然无恙。

因为控制黑色素色素沉着的化学路径漫长且复杂，任何步骤都可能出问题，所以存在几种不同类型的白化病。在人类中已发现两种。一种是眼白化病，即只有眼睛无法合成黑色素；另一种是眼皮肤型白化病，指全身都无法合成黑色素，导致毛发、皮肤、眼睛全无色素沉淀。居住在紫外线辐射极强地区的眼皮肤白化病患者极容易罹患皮肤癌。在南非，非裔白化病患者患皮肤癌的概率比他们深色皮肤同胞高出千倍。[11]

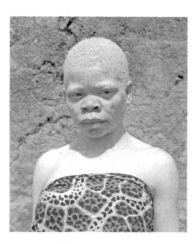
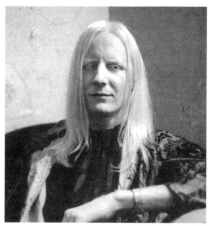
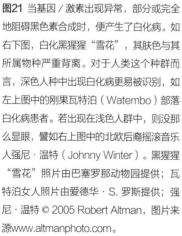
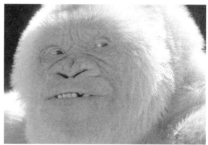

图21 当基因／激素出现异常，部分或完全地阻碍黑色素合成时，便产生了白化病。如右下图，白化黑猩猩"雪花"，其肤色与其所属物种严重背离。对于人类这个种群而言，深色人种中出现白化病更易被识别，如左上图中的刚果瓦特泊（Watembo）部落白化病患者。若出现在浅色人群中，则没那么显眼，譬如右上图中的北欧后裔摇滚音乐人强尼·温特（Johnny Winter）。黑猩猩"雪花"照片由巴塞罗那动物园提供；瓦特泊女人照片由爱德华·S. 罗斯提供；强尼·温特 © 2005 Robert Altman，图片来源www.altmanphoto.com。

对于色素沉着正常的人来说，黑色素细胞在其体表不同部位的分布也不尽相同。脸部和四肢通常是备受上天宠爱的地方，而躯干就不是了。腹股沟是黑色素细胞高度集中之地，这也就解释了为什么即使是浅肤色的人，而他们的生殖器颜色也比较深的原因。不同个体体内黑色素细胞数量相差无几，但不是所有都处于活跃状态，能生产出黑色素。[12]肤色较浅的人生产得少一些，肤色深的人则生产得多一些。越常暴露在阳光下，生产的黑色素也越多，至少对那些体内活跃黑色素细胞数量多的人来说是如此。这个晒太阳越多黑色素也生产得越多的过程就是我们平常所说的晒黑，晒黑是人体保护自我免受紫外线辐射伤害的重要举措之一。

　　人体内活跃黑色素细胞数量也会随着年龄的变化而变化。所有儿童体内都含有极少的活跃黑色素细胞，但随着青春期的临近，黑色素细胞会开始产出更多的黑色素。女性在月经初潮时（11～14 周岁），黑色素产量达到最高；而男性，黑色素产量则会一直慢慢加大，直到将近 20 岁。值得一提的是，无论研究何种土著皮肤时，毫无例外，女性肤色都要比男性浅（虽然在某些种群中，这一差异几乎无法用肉眼识别）。如本书第六章中所谈到的，黑色素生产与两性生殖密切相关。大约 35 岁之后，两性的黑色素生产都呈下降趋势。这也是为什么同种群中年纪大的看起来总比年纪小的肤色更浅的原因。看来所有人类，都必将随着时间渐渐变"淡"了。

　　多年来我们一直以为，皮肤不过是保护人类免受紫外线辐射伤害的一道被动屏障罢了，而今才意识到它不只是一片被动的

"吸墨纸"，实际上，它主动参与了消弭紫外线辐射有害影响的化学过程。当黑色素吸收太阳辐射时，其自身便产生了化学变化。最近有研究表明，正是这一化学变化赋予了黑色素"肃清"自由基的本领。自由基是一种具有潜在危害性的化合物，是人体内各种各样生化反应的中间体。当宇宙辐射和太阳辐射与细胞膜中的脂质分子及其他细胞成分发生作用时，会产生大量自由基。自由基具有极强的化学活性，对细胞有害，因为它能破坏DNA。自由基中最为生物系统忌惮的是活性氧，例如超氧阴离子和过氧化氢。[13]

在生理层面上，黑色素能防止紫外线辐射及其产生的自由基对人体DNA造成破坏，同时有助于防止紫外线辐射及其他高能辐射分解掉人体必需的维生素，例如叶酸。[14] 如下一章节所示，防止紫外线分解维生素这一功能在人类色素沉着演化史上占有重要地位。

当你审视自己的身体时，你会发现身上的某些部位如脸和手背比其他地方黑，而另一些地方如上臂内侧又相对较白。这些地方之所以颜色不同，是因为它们黑色素含量不同。上臂内侧多年来一直不受周遭环境的影响，黑色素最少。这一区域的颜色也代表了基因决定的基本肤色，即本底肤色（constitutive skin color）。

经常暴露在阳光下的部位——例如你的脸和手，会因为黑色素的增加而变得更黑，形成某种程度上的晒黑。这种因为暴露在阳光下而引起的皮肤暂时性变黑称为偶发肤色（facultative skin color）。当紫外线辐射刺激皮肤中活跃的黑色素细胞使之产生黑色素时，就会产生偶发性色素沉着。这种色素沉着只是暂时的

（除非紫外线辐射不断刺激黑色素细胞），随着皮肤细胞的脱落，多余黑色素引起的更黑的肤色也会随之消失。这便是皮肤被晒黑后恢复原色的机制。

假如你经常不采取任何保护措施而直接暴露在阳光下，那么你的本底肤色和偶发肤色之间的差距将越来越大。即使你原本肤色就很深，也是如此，因为大多数皮肤，不管深色还是浅色，都是在受到紫外线辐射刺激后产生的黑色素。不过，天生肤色较浅、黑色素生产较少的皮肤，不太容易被晒黑，但更容易被晒伤，基本上也更容易罹患皮肤癌。[15]

多年来，科学家一直致力于提出一种客观且可复制的方法来测量人的肤色。17、18 世纪时人们对肤色的口头描述为"白色""黄色""黑色""棕色""红色"应该已经足够，但这类描述显然有问题。因为，人们嘴上说的肤色和实际肤色可能存在很大差异；一个人口中的"浅棕"，在另一个人看来很可能是"黄色"。20 世纪早期，这些术语便被不那么模糊的肤色匹配法取代，这种方法利用与肤色相匹配的渐变色卡来描述肤色。当时最流行的是冯·卢斯尚（Von Luschan）肤色量表，[16] 在 20 世纪 50 年代为许多人类学家所采用。

颜色匹配法比口头描述强，但也不尽如人意，因为它不具备可复制性。在选择匹配色上存在主观性，研究者之间并不总是能达成一致。到 20 世纪 50 年代末，肤色研究日益狂热，找到一种更客观的肤色测量与分类方法就显得尤为重要。为满足这一需求，反射分光光度法（reflectance spectrophotometry）被引进了人类学的田野调查。这一方法最先在 20 世纪 30 年代晚期被用于测量肤色，但只是在20世纪50年代出现了可用于田野调查的便携设备时才得到了推广。[17]

反射分光光度法的原理很好理解，即将不同颜色的光（也就是已知波长的光）照到皮肤上的某一小块区域，然后用光电管测量由这一小块区域反射的光。光电管上的读数代表反射光相对标准纯白光的百分比。比起深色皮肤，浅色皮肤会反射更多光；不同波长的光被反射的程度也不同。自20世纪50年代以来，人类学家和皮肤专家设计了许多测量皮肤反射率的设备，但其背后原理都一样。测量皮肤反射率依然是研究皮肤色素沉着的首选，因为它程序标准，还避免了肉眼匹配色度所不可避免的主观性。[18]

在医学领域，对肤色进行分类主要是为了让医生能在办公室内快速、可靠地评估浅肤色患者罹患皮肤癌的风险。因为浅肤色人群中个体被晒黑的情况不尽相同，晒伤和罹患皮肤癌的风险也并不都一样，所以1975年科学家们提出了皮肤光照分类法（skin phototyping），以帮助内科医生更准确地预判个体在适度日光照射下的反应。据此分类系统，共有六种皮肤光型：三种为"光敏感型"（光型Ⅰ~Ⅲ），三种为"光不敏感型"（光型Ⅳ~Ⅵ）。在这个系统中，所谓日光照射的定义为：在最高（夏天）紫外线水平下，毫无防晒措施地晒30分钟。[19]

皮肤光型	日晒反应	肤色
I	晒红不晒黑	苍白
II	晒红轻微晒黑	苍白
III	晒红晒黑	白色
IV	晒黑不晒红	浅棕
V	晒黑不晒红	棕色
VI	晒黑不晒红	深棕

　　虽然皮肤光照分类法适用性有限，但却一直广受皮肤科医生的青睐，因为有了它，医生只要在办公室内就能评估患者罹患皮肤癌的概率，无须使用什么精密仪器。属于 I 、II 或 III 皮肤光型的个体，相较于IV、V 或VI皮肤光型的个体，更容易受到由日晒引起的皮肤伤害，也更容易罹患皮肤癌。

　　了解了紫外线和黑色素的作用之后，我们就能够理解各种肤色对人类的生物意义。人类皮肤中的黑色素含量并不由自然随机决定，而是由自然选择的演化决定的。接下来，我们将一步步了解人类历史中的这一重要画卷是如何展开的。

第六章　肤色与色素沉着

放眼全球，人类肤色之丰富，令人咋舌。没有哪一个物种有人类这样广泛的肤色。这一多样性深深根植于人类演化史中，同时也有力地说明了自然选择在人类谱系中发挥的重要作用。

只有回顾过去，才能理解现代人类的肤色。在前面几个章节中，我们已经提到过部分关键信息，但仍有几点值得我们再次回顾。我们的大多数灵长类亲戚——旧大陆猴和类人猿的乌黑毛发之下都是较浅的肤色，这很可能也是这些动物所属的整个种群祖传或原始的皮肤状态。[1] 它们的皮肤拥有不同的顶泌汗腺和外泌汗腺的组合。与我们最亲近的非洲猿的汗腺主要为外泌汗腺，这一点和人类一样。据此，我们可以推断出生活在约 600 万年前的黑猩猩和人类最后的共同祖先的皮肤情况大概率是：浅肤色，被覆深色毛发，具有丰富的外泌汗腺。[2] 重要的是，当曝露在阳光下时，这种皮肤没有毛发覆盖的地方例如脸和手，很可能产生更多的色素沉着，或者说更容易被晒黑。

　　自人类与黑猩猩分道扬镳后，皮肤又发生了什么变化呢？在600万年前至200万年前，人类的演化仅局限于非洲，且以南方古猿为主导。[3] 南方古猿由8个截然不同的种组成。[4] 其中之一即是人属的一个种的祖先（至少与人的直系祖先有密切关系），虽然这一说法仍有争议。[5] 在人属开始演化以前，原始人类整体上形体更小，四肢比例更像猿，头颅尺寸与猿接近，生活方式也很像猿。南方古猿没有显示出任何它们曾参与过高耗能、长距离旅居的解剖学特征，而这些是原始人类的特征。相反，它们十分擅长步行，还是爬树高手，而这两个特征正适合它们觅食或者躲避捕食者。

　　南方古猿还不是裸猿。它们的皮肤很可能与人类和黑猩猩的最后一个共同祖先非常相似——肤色较浅，体被深色毛发。它们的脸和手的皮肤可能会随着年龄的增长和经受更多的光照而形成更深的色素沉着，但就皮肤而言，它们看起来仍然像猿类。

　　已知的最早的人属成员是在大约200万年前的非洲化石记录中发现的。[6] 与他们的南方古猿祖先相比，这些原始人类通常有更大的身体、更大的大脑、更长的下肢。他们的骨骼缺乏攀树祖先所特有的抓握脚趾，但具有适于长距离行走和奔跑的强壮而修长的腿。正如第三章所说的那样，我们能够重建早期人类适应更剧烈的运动和更长日照时间的模型，这需要该物种的皮肤无毛，并具有高密度的外泌汗腺以帮助散热。这种情况给人类带来了一个新的生理挑战：保护裸露的皮肤免受赤道阳光中大量紫外线辐射的侵袭。浓密的毛发可以保护大多数哺乳动物的皮肤免受紫外线伤害，因为毛发本身可以吸收或反射大部分短波长的太阳辐射。然而，一旦大部分或全部毛发脱落，皮肤就会变得非常脆弱。因为这个阶段的原始人缺乏用衣服或庇护所来保护自己不受太阳伤害的技术手段，因此他们不得不从生物学上适应。

这种适应表现为皮肤中黑色素含量的显著增加，它代表了皮肤外观和功能的重大变化。人属的早期成员——后来所有人类的祖先，皮肤都是深色的。这一论点最近得到了遗传证据的支持，证明了强烈的自然选择在这些人类祖先身上留下了深色色素沉着。[7]

为什么深色皮肤在高温下不是一个负担呢？毕竟，深色物体比浅色物体能够吸收更多的辐射，在阳光下也会变得更热。多年来，生理学家和人类学家对这一课题进行了认真的探索，主要是对人类在极端环境下的耐力进行研究。这些研究表明，在面对强烈的太阳辐射时，深色皮肤本身不会显著增加人体的热负荷。红外线辐射是造成阳光热量积聚的主要原因，深色皮肤和浅色皮肤吸收来自太阳的红外线辐射的程度几乎相等。[8]到目前为止，人体热负荷增加的最重要因素是外部温度、湿度以及人体因运动而产生的热量。因此，深色的皮肤并没有对人的耐热能力产生不利影响。

当人类出现的时候，大约在200万年前，我们祖先的皮肤在颜色和无毛方面就已经接近现代。人属的大部分演化是在非洲进行的。来自埃塞俄比亚的化石清楚地表明，现代智人的祖先大约在15.5万年前就已经存在，随后很快演化为现代人。根据我们对黎凡特地区化石的研究，大约11.5万年前，真正意义上的现代人开始走出热带非洲。[9]

当现代人开始离开热带非洲时，他们已经拥有了相当程度的文明。他们能够制造和使用各种工具；他们会用火做饭；他们精通语言。大约在 10 万年前，现代人类移居的速度开始加快，但由于许多移民涉及沿海路线（现在已经被淹没的地方），我们对他们的物理记录很少；我们所知道的大部分信息来自分子证据以及骨头和石头。这些证据表明，在 7 万年前的南部非洲、6 万年前的大洋洲和 5 万年前的欧洲，都找到了真正解剖学意义上的现代人。[10] 随着现代人迁入这些地域辽阔、环境多样的地方，他们的身体和文化也随之适应了新的环境。其中最重要的适应之一与他们的肤色有关。

我和我的同事在我们自己关于肤色演化的研究中了解到，皮肤中的黑色素水平代表了一种妥协，这种妥协是通过自然选择演化而来的。[11] 这个结论本身并不新鲜，新鲜的是色素沉着程度和人类繁殖成功之间的因果关系。繁殖成功指的是：活到生育年龄，成功繁殖，且后代成功存活。繁殖成功是自然选择的基础，也是演化的最终仲裁者。在过去，对深色皮肤演变的大多数解释都集中于它为免受紫外线辐射伤害所提供的保护。这些紫外线辐射对健康有害，但不一定影响生殖。例如晒伤、与太阳有关的皮肤退化和皮肤癌，这些效应不能作为深色皮肤演化的主要驱动力，因为它们对个体的生殖能力几乎没有影响。[12] 因为繁殖成功正是演化的意义所在，所以对某种特征的适应性解释必须表明某种繁殖益处。

紫外线辐射影响人体内对生殖成功至关重要的几种化合物，

包括 DNA、叶酸和维生素 D，因此，皮肤的色素沉着应足够暗，以阻止或减缓紫外线辐射对皮肤中重要生物分子的分解，但也不能过暗，以允许紫外线催化其他重要生物分子的产生。换句话说，黑色素就是调节器。

这个理论基于两个长期的观察，已在第四章做过介绍。首先是 UVA 破坏了 B 族维生素叶酸。缺乏叶酸会降低生殖成功率，因为这会抑制细胞分裂所需的 DNA 的产生。第二种是影响维生素 D 合成的 UVB。缺乏维生素 D 会影响生殖成功率，因为它会削弱身体的钙代谢。因此，不同程度的皮肤色素沉着要去平衡这些略显矛盾的需求。

对于皮肤色素沉着来说，演化已经产生了两个相反的梯度或渐变群。第一个渐变群从赤道的深色皮肤到两极附近的浅色皮肤，相当于光保护的需要。第二个渐变群从靠近两极的浅肤色皮肤到靠近赤道的深色皮肤，允许紫外线穿透皮肤产生维生素 D。在这两个极端之间，我们发现在遗传层面具有中度色素沉着的人，根据季节性紫外线辐射水平的变化，他们的晒黑能力会增强。

如果你生活在一个紫外线辐射水平非常高的地区，那么在皮肤中有尽可能多的黑色素是非常有利的，这样可以保护你的 DNA 和叶酸不受紫外线辐射的损害。我们看到的赤道非洲人极深的肤色，就已经演化到了能够满足这种需要的地步。尽管深色皮肤能够很好地抵御紫外线辐射的有害影响，但它也会大大减缓皮肤中维生素 D 的生成。[13] 因为黑色素是一种非常有效的防晒剂，所以肤色较深的人在太阳下暴露的时间必须达到肤色较浅的人的 5 倍以上，才能产生等量的维生素 D。[14]

当我们的祖先第一次离开赤道时，他们暴露于紫外线辐射的机会大大减少，尤其是刺激维生素 D 产生的 UVB。在低紫外线辐射条件下，他们的深色色素沉着会减缓或阻止皮肤合成维生素 D 的过程，因此，当人类离开热带地区时，自然选择促进他们的皮肤变白或脱色，以促进维生素 D 的生成。[15]

利用地球表面紫外线辐射水平的遥感数据和特定纬度人体皮肤合成维生素 D 所需的 UVB 的精确剂量，[16] 我们可以计算和绘制不同地理位置皮肤产生维生素 D 的能力。在赤道附近，全年的紫外线辐射水平足以制造维生素 D，尽管深色人种制造维生素 D 的速度要慢得多。当我们离开热带进入中纬度地区，从大约 25° 到 50° 纬度时，一年中至少有一个月让一个肤色较浅的人没有足够的紫外线在皮肤中产生维生素 D。在北纬 50° 以上的地区，紫外线辐射水平要低得多，全年平均水平不足以使一个肤色较浅的人生产出足够的维生素 D 来维持正常的健康。[17] 这在人类演化中是一个真正的问题。直至今天也是一个大问题，因为你越往北走 1，你的皮肤就越难产生维生素 D。

对于皮肤较黑的人来说，他们通过体内的黑色素过滤掉环境中大量的 UVB，维生素 D 生成的"安全区"的形状会有所不同。对于皮肤较深的人来说，在赤道附近维生素 D 生成的"安全区"比皮肤较浅的人要窄。在高纬度地区，深色皮肤的人几乎不可能在一年中的大部分时间里产生维生素 D。最近一项针对南非

---

1 对北半球而言。——编者注

小学生的研究比较了深色皮肤的儿童和白化病儿童的维生素 D 水平，并提供了引人注目的证据。深色皮肤的儿童的维生素 D 水平明显较低，因此需要摄入大量的营养素才能达到与白化病儿童相同的生理水平。[18]

在高纬度地区的人群中，对充足的维生素 D 合成的强烈自然选择是导致浅色素皮肤演化的主要原因。现代人在进入 UVB 水平较低的地区时肤色必须变得更浅。同样地，维生素 D 需求也可能影响到早期生活在热带以外的原始人类。在 30 万年前至 3 万年前，生活在欧洲和西亚的尼安德特人的祖先，可以追溯到早期人属的欧洲人种。尼安德特人与现代欧洲人的关系并不密切，[19]但他们居住在许多相同的地方，经历了许多相同的环境条件。因此，我们有理由推断，尼安德特人在适应欧亚低紫外线地区生活的过程中形成了较浅的肤色，可能是通过另外的遗传机制形成的，而不是导致现代欧洲人祖先的皮肤变浅的机制。尽管我们不能确定，但尼安德特人在从热带祖先演化而来的过程中可能也变得更加多毛了。浓密的体毛会给他们裸露的皮肤提供一点儿额外的温暖。尼安德特人之所以能在最后一个冰河时代恶劣的气候条件下幸存，主要是因为他们的文明水平：他们利用天然的庇护所，用火和动物皮制成的简单皮革取暖。

和相似纬度的现代人类一样，尼安德特人在紫外线辐射水平高的时候可能有被晒黑的能力。在 UVB 水平随季节剧烈波动的地区，紫外线强度较高的时期肤色暂时变暗，紫外线辐射水平下降时变浅的这种演化特征是有利的。这就解释了为什么环地中海地区的土著民族和其他居住在 23°～40° 纬度之间的地区的人具有极好的晒黑能力。轻度构成性色素沉着（Ⅰ光型和Ⅱ光型皮肤）的人从不被晒黑或很少被晒黑，而中度至深色构成性色素沉着（Ⅴ光型和Ⅵ光型皮肤）的人能被晒得很黑（尽管表面上构成性色素沉着水平相似的人，在晒黑潜力方面存在相当大的差异）。[20] 在所有人中，偶发性色素沉着会在数周或数月内逐渐消失，直到基因决定的基础颜色恢复。

活性黑色素细胞在色素沉着很轻的皮肤中分布不均，于是经常导致这种皮肤在阳光照射下出现小斑点的色素沉着，即雀斑。雀斑更常发生在皮肤白皙的人身上。它们往往出现在儿童早期，大部分随着年龄的增长而消失。雀斑会随着紫外线照射的季节性变化而变化，就像晒黑一样。因为有雀斑的人比没有雀斑的人患皮肤癌的风险要大得多，所以他们需要尽可能地减少紫外线照射，经常使用防晒霜，外出时遮盖皮肤，都是减少紫外线伤害的有效方法。[21]

肤色相对较浅的人并不是唯一会被晒黑的人，晒黑也是深色人种适应高水平紫外线的一个重要途径。深色皮肤的人比浅色皮肤的人能忍受更长时间的阳光照射，因为他们黑色素的天然补充能力赋予了其 10~15 的防晒系数（SPF）。相比之下，我们在南欧或中亚发现的中度色素沉着皮肤的 SPF 值只有 2.5。[22] 对于大多数人来说，包括那些天生深色皮肤的人，暴露在大量紫外线辐射下会使他们的皮肤更黑，因为紫外线辐射刺激黑色素细胞产生更多的黑色素。[23]

晒黑的过程包括即时晒黑和延迟晒黑。延迟晒黑可能需要 48 小时以上才能显现出来。对于天生深色皮肤来说，最重要的可能是其色素沉着较重的黑色素细胞在紫外线照射后，比轻微色素沉着的黑色素细胞更能够恢复正常的细胞分裂，可能是因为这些细胞中DNA的损伤较小。[24]虽然色素沉着较重可以保护DNA，但是UVB还是会对深色皮肤产生不利影响，因为它会扰乱皮肤的免疫系统。UVB会损害皮肤的朗格汉斯细胞，无论其色素沉着程度如何，它都会削弱皮肤保护自身免受环境中潜在有害微生物和物质侵害的能力。[25]

许多人认为晒黑可以保护他们免受进一步紫外线照射的有害影响，但这是一个危险的谬论。对于遗传性浅肤色的人来说，晒黑并不能显著增加SPF来保护DNA免受紫外线辐射引起的损伤。晒黑的皮肤反复暴露于紫外线下，会增加活性黑色素细胞的数量并提高黑色素生成的强度，但在正常浅肤色的人晒黑的皮肤中所提高的黑色素浓度，并不能达到天生深色皮肤的人所拥有的光保护作用。轻度至中度色素沉着的人，经常暴露在紫外线辐射下，会在皮肤中产生自由基，导致真皮中的结构蛋白分解，从而导致皮肤的提前老化，随着时间的推移，会出现明显的皱纹和肤色不均。[26]

有了对人类皮肤色素沉着如何演化的基本理解，我们可以进行一次想象中的旅行，看看在我们物种早期的几千年里肤色是如何变化的。把时间倒回1万年前，也就是所谓的农业革命之前，人们开始以更快的速度远距离移动，这一点特别有趣。沿着格林尼治以东20°的子午线"散步"，我们几乎可以看到人类肤色变化的整个范围。沿着这条位于非洲南端好望角的狭窄地带，我们首先遇到了卡拉哈里沙漠的采集和狩猎民族，他们的皮肤中含有适量的黑色素。向北穿过卡拉哈里，我们经过南回归线，进入与遥远的南方的人们有关系的深色人种聚居的部落地区。沿着刚果盆地向赤道前进，我们遇到了皮肤色素沉着很深的人。当我们向北穿过萨赫勒和撒哈拉沙漠，朝北回归线移动时，我们遇到了许多皮肤非常黑的人。

当我们进入利比亚沙漠时，人们的肤色明显变浅；当我们接近地中海南岸时，人们的肤色变得更浅。与南卡拉哈里的居民一样，环地中海地区的居民也有适度的色素沉着，在长时间暴露于阳光下后，能够形成深褐色皮肤。穿过地中海后，我们进入巴尔干半岛，向北经过匈牙利平原进入喀尔巴阡山脉，然后进入北欧平原。在这里，人们的肤色明显更浅，虽然他们仍然可以在夏季几个月有明显的晒黑。进入波罗的海，我们在登陆斯堪的纳维亚半岛南岸之前，在波的尼亚湾中穿梭，那里的居民苍白的肤色比波罗的海南岸的居民肤色更浅。当接近北极圈和拉普兰时，我们进入了人烟稀少的萨米人的家园，他们的肤色更浅了。

我们在这条漫长小径上的旅程清楚地表明，从一端到另一端，肤色从一个纬度到另一个纬度变化非常缓慢。沿着这条皮肤的道路，没有明显的突变或尖锐的不一致，只有无数种棕色、黑褐色和米白色的色调。今天，由于人类以更快的速度迁徙到遥远的地方，特别是近几个世纪以来，从赤道到两极的肤色自然梯度已经被打乱，但这仍然是人类生物变异最明显的模式之一。

在相对现代的几个世纪里，当拥有先进文明的人类开始在陆地和海上进行长途旅行以绘制地图和进行贸易时，他们有时会惊异于肤色的差异。[27] 即使在 15 世纪的欧洲旅行者的描述中，新发现的民族的肤色也令人惊讶。由于自然历史学家和地理学家大多来自欧洲，他们冒险进入亚洲、非洲、美洲以及大洋洲，开始详细研究当地的土著人群时，也能够描绘出人类肤色在世界范围内分布的地图。人们发现，越靠近赤道皮肤颜色越深，越靠近两极皮肤颜色则逐渐变浅。[28]

一个有趣的发现是，南半球深色皮肤人群的比例大于北半球。事实上，在赤道两端，陆地的分布并不均衡。[29]北半球在高纬度地区有更多可居住的陆地面积（紫外线辐射量较低），而南半球较大比例的陆地集中在赤道地区（紫外线辐射量较高）。你可能还注意到，赤道地区皮肤颜色变深，两极地区皮肤颜色变浅的趋势似乎有一些例外。一般来说，这些例外代表的是那些从一个拥有不同紫外线水平的家乡，迁移到他们现在所在地的人。非洲讲班图语的人就是一个很好的例子，他们在过去的4000年中把自己的活动范围从赤道西非扩展到了南部非洲。

由于地球表面的紫外线辐射水平与纬度密切相关，而辐射水平又与皮肤色素沉着有关，因此存在着按纬度划分皮肤颜色的规则渐变。对皮肤色素沉着和紫外线辐射水平的详细研究表明，在秋季，当紫外线辐射接近一年中的最低水平时，肤色与紫外线辐射水平的关系最为密切。这种相关性是可能存在的，因为肤色受到低紫外线辐射水平的制约是最强烈的，而非高紫外线辐射水平，也不是低紫外线辐射对维生素D产生的抑制作用。[30]

利用肤色（通过皮肤反射率测量）和环境参数（包括紫外线）之间存在的关系，可以构建预测人类肤色的地图，肤色预测结果相当接近真实的肤色。这张地图描绘了一种理想化的情况，在这种情况下，我们假设全世界的人类在各自的地区居住了相似的时间，并遵循了可能影响其肤色的相似文化习俗。重要的是要记住，当看到这样一张地图时，世界上的土著民族并非都在他们的故乡待了同样长的时间。此外，人类在应对日光照射的方法上也有所不同。因此，一些人的实际肤色与目前对当地预测的肤色并不匹配。

科学家们多年来一直在研究人类的肤色，一个一致的观察结果是，女性的肤色比男性浅。这对所有土著民族来说都是如此，即使是那些皮肤非常黑的土著民族，尽管他们之间的这种差异并不明显。[31] 有些人推测，女性皮肤变浅是为了模仿婴儿更为白皙的皮肤，而婴儿在所有族群中是皮肤颜色最浅的。这种观点认为，通过模仿婴儿的肤色，女性可以获得一些社会保护，就像婴儿在充满强壮又有攻击性的男性的社会中也会受到保护一样。另一些人认为，女性的白皙皮肤可以追溯到历史中男性主动的性选择——男性更喜欢肤色较浅的女性作为配偶，可能是因为浅色皮肤和婴儿期之间的联系。[32] 这些假设是基于这样的观察，即人类婴儿和人类女性之间的吸引力部分源于他们较浅的色素沉着，以及他们外表的其他特征。根据这一推理，较浅肤色的女性比较深肤色的女性更具有女性气质，因此更适合作为性伴侣。男性和女性在肤色上的差异也可以从男性的角度来解释：自然选择可能倾向于让男性皮肤更黑，以优化体内的叶酸水平，这将保障精子的生产，而精子的生产过程依赖叶酸进行 DNA 合成。

我已经提出了一种不同的观点来解释这种性别二态性，或者说是遗传决定的在皮肤色素沉着的性别差异——它涉及维生素 D。在女性的生育期，她不仅需要维持自身所需的钙储备，还要建立后代的钙储备。在怀孕期间，甚至更大程度上说是在哺乳期间，女性对钙的需求几乎是同龄男性的两倍。她们骨骼中储存的钙和磷酸盐被大规模调动起来，帮助胎儿和新生儿的骨骼形成，[33] 这意味着她们迫切需要通过增加膳食钙的摄入和吸收来补充自己骨骼中储存的钙。如果缺乏维生素 D，她们就不能吸收钙，那么她们的骨骼和她们的后代也会因此受到影响。在严重缺乏维生素 D 的情况下，新生儿的骨骼没有适当硬化，会导致佝偻病的悲剧。母亲虽然受影响不明显，但由于矿物质缺乏，骨骼变薄变软（骨软化症），她们的骨骼变弱，也会增加骨折的长期风险。

为了避免这些问题，演化已经采取行动，通过选择皮肤颜色比男性稍浅的女性，确保母亲在皮肤中产生足够的维生素 D。在相同的紫外线辐射条件下，女性皮肤变浅，可以产生比男性略多的维生素 D，优化钙的吸收，增加她们和婴儿健康生存和繁殖的机会。雌性在自然选择方面保持着微妙的平衡：她们必须有足够深的肤色来保护她们的叶酸和 DNA，但要有足够浅的肤色来最大程度地生产维生素 D。这是演化的精髓，建立了一个有效的生物妥协，以确保物种的生存。

这些生理学上的争论并不能排除性别选择作为一个因素，影响了我们今天在人类群体中观察到的肤色两性差异的模式。然而，单凭性别选择似乎不太可能完全解释这些模式，因为在所研究的所有人群中，女性都比男性肤色浅，即使是那些只能通过仪器而不是肉眼检测到差异的人群。但很有可能，在许多人群中，男性对浅肤色女性的人为偏好加剧了先前存在的肤色差异，这种差异最初是由自然选择确立的。[34] 众所周知，许多社会都表示偏好浅肤色的女性，这也正是在工业化国家和发展中国家大力推广美白霜的原因。

考虑到有效的黑色素屏障在保护人体叶酸和 DNA 方面的重要性，男性和女性在生殖早期会出现最暗的皮肤色素沉着，这在演化上有相当大的意义。然而，除此之外，女性在怀孕早期身体的某些部位会出现较深的色素沉着。这种现象称为黑斑或黄褐斑，其特征是乳头和乳晕颜色变深，腹壁、生殖器和面部变黑。脸颊、鼻子和额头上多余的色素沉着是黄褐斑的标志，有时也被称为"妊娠面具"。黄褐斑在整个妊娠期间增加，因为黑色素细胞增加了黑色素的生成，皮肤中黑色素细胞的数量实际上也增加了。[35] 孕妇乳头和乳晕的变深是永久性的，并且随着连续怀孕而加深。

长期口服避孕药后，女性脸上可能会出现类似黄褐斑的暗色素斑的副作用，这显然是因为面部黑色素细胞对避孕药中所含的雌激素和黄体酮特别敏感。由于月经周期的激素变化，一些女性的面部和身体出现黄褐斑样变化的原因也不太确定。[36] 许多女性抱怨在经期时，她们的眼睛下方和嘴部周围会出现色素沉着，这可能是由面部黑色素细胞中黑色素的暂时增加所致。人们很容易推测，以黄褐斑为代表的面部变黑可能是一种演化适应，以保护育龄女性免受紫外线辐射。面部和乳房的黑色素细胞对激素变化的快速反应能力表明，对这些区域的额外保护有益于女性健康，自然选择也会青睐它们。

显然，人类肤色最重要的决定性因素是对紫外线的适应。但在人类历史进程中，许多其他因素也产生了影响。例如，随着时间的推移，我们的文化和我们的流动性都塑造了自然选择的行为。在人类史前时代，人们很少有保护自己不受环境影响的服饰。在这些条件下，生物对环境的适应发生了变化，包括皮肤颜色、身体比例和调节热冷却的方法的变化。然而，随着时间的推移，"文化资本"的分量越来越重，[37] 增强了我们抵御环境变迁的能力。随着文明的进步，应对热、冷和紫外线暴露等环境挑战的技术解决方案，如穿衣服和建造庇护所，已在很大程度上取代了生物解决方案。

　　此外，今天人们的肤色与他们在一个特定地区居住的时间，以及他们从祖先的故乡迁移到那里的距离（主要是纬度上）有关。一个群体在一个地区定居的时间和它达到该地区紫外线辐射条件下典型肤色的时间之间似乎有一个滞后期。我们还不知道这个滞后时间的长短，但它与自然选择对种群的作用强度有关。在这方面，研究赤道南美洲土著居民的肤色是很有趣的。长期以来，这些新大陆的人被认为比旧大陆相同纬度和海拔的人皮肤更浅。他们较浅的皮肤可能是由于他们是新近从亚洲迁移到南美洲（在过去的 1 万～1.5 万年），以及他们拥有的文化习俗和装备，如不同类型的衣服和庇护所，保护他们免受高水平的紫外线照射。

　　另一个影响因素，特别是在过去 200 年中，人类以在其历史上前所未有的速度进行了迅速而广泛的扩散和迁徙，曾经相隔甚远和完全不同的民族之间的杂交，产生了中等肤色的后代。这一发展在多数大洲的大城市中，以及像美国这样几代人都提倡移民的国家尤为明显。

饮食在人类肤色的演化史中也起到了一定的作用，饮食中维生素 D 的作用尤为重要。以东北亚和北美北极的因纽特－阿留申人为例。他们的肤色比我们预测的要深，因为他们的原生栖息地紫外线辐射水平很低。然而，值得注意的是，这些地区全年接收到的紫外线辐射几乎没有 UVB，而完全由 UVA 组成（除了在夏天有极少量存在），这严重阻碍了维生素 D 的合成。[38] 生活在这个纬度是可能的，因为因纽特－阿留申人的饮食中维生素 D 含量非常丰富。事实上，土著因纽特－阿留申人的饮食主要就是由富含维生素 D 的食物组成的，如海洋哺乳动物、鱼类和驯鹿。[39] 十分有趣的是，因纽特－阿留申人因为自身的饮食显然减轻了对浅色皮肤的自然选择压力，而他们又演化出了深色皮肤，以保护自己免受雪、冰和开阔水域反射到他们身上的高水平长波紫外线的伤害。

到目前为止，我们的讨论主要集中在导致人类不同肤色的潜在演化力量上。这些力量作用于一个人的体质和行为，成为这个人表型的一部分。然而，每一种表型的背后都有一个基因型，即外表的遗传基础。人类皮肤着色的遗传基础还没有被很好地理解，作为人类基因组计划和比较基因组学领域众多的知识分支之一，科学现在才开始大力探索。对人类肤色遗传基础的研究，建立在对其他哺乳动物的研究上，特别是对小鼠皮毛颜色色素沉着调控基因的研究。[40] 到目前为止，在小鼠体内公认的 127 个色素沉着基因中，有 60 个似乎在人类体内具有功能对应物或直系同源物。

　　人类皮肤色素沉着不是一个简单的特性，不单单由一个基因或一组基因所决定；相反，它是由许多基因与环境同步作用决定的。由于这种复杂性，科学家发现，要确定变异基因和不同环境在产生不同肤色表型中的相对作用是非常困难的。迄今为止，大多数人的注意力集中在一个被称为黑素皮质素受体－1（MC1R）的基因上。这是决定人类头发和皮肤色素沉着的主要基因之一，身体通过它控制了黑色素细胞是否会产生真黑色素或褐黑色素的作用（第五章描述了这两种黑色素，真黑色素使肤色变深）。MC1R基因在非洲的变异不大，表明存在强烈的选择性压力（有时称为"净化选择"），以维持该基因在促进真黑色素生成中的功能。在非洲以外，该基因变异程度高（多态性）。北欧人群MC1R基因的变异形式或等位基因，与他们的红发、白肤、皮肤晒黑能力降低和高皮肤癌风险有关。基因的全球变异模式表明，MC1R基因的防晒适应性演化始于人类在热带非洲第一次变得无毛的时候，人类进入欧亚大陆阳光较少的地区时，偏爱任何不产生深色皮肤的突变MC1R等位基因。这种解释是有争议的，因为对MC1R基因各种形式的功能的研究还处于早期阶段。不过现在清楚的是，MC1R基因一直是净化选择的对象，并在维持非洲人深色色素沉着方面发挥了重要作用。[41]

　　关于影响肤色的变异基因的水平、效果和相互作用，还有许多有待研究。虽然由于世界上紫外线辐射水平高的地区的自然选择使高水平真黑色素的生产似乎受到严格的遗传控制，但我们有越来越多的证据表明，MC1R基因（可能还有其他基因）的变异，是对不同环境中不同形式的特定基因的自然选择的适应性反应。长期以来，遗传学家一直在寻找一个或多个基因对热带以外的人类群体的浅色素沉着负责。正如第五章所描述的，我们现在离这个目标更近了，因为发现控制斑马鱼浅色变异的基因，在欧洲人的基因组中有一个基因与其对应。[42]

从我们所知道的史前早期人类物种和智人群体的迁移，以及这种迁移的时间和性质，可以清楚地看出，在数十万年的时间里，人类的种群在不同紫外线辐射区域的进出。自然选择可能有利于深色或浅色皮肤在不同时间、不同地点的演化，因此深色和浅色皮肤的表型可能是独立演化的，并且可能在相同的人群中发生着变化，这些人群的皮肤可能已经经历了再次变深或变浅。[43]换句话说，深色皮肤和浅色皮肤在人类的发展过程中不止一次地演化，因为人口会迁移到紫外线辐射高或低的地区。这种现象在人属的早期历史（包括智人的早期历史）中就已经出现了，只是当时对环境的技术缓冲不如今天有效和复杂。

不同肤色的演化是人类演化史上最引人入胜，也最重要的故事之一。但是人类肤色的问题不仅仅是一个关于演化的故事。因为肤色是人类呈现不同最明显的方式，它一直是用来将人们划分为据称是基因上不同的地理群体，或"种族"的主要特征。但是当我们考虑到关于肤色已知的生物学基础时，这种将人分类的方法是没有意义的。皮肤色素沉着具有明显的适应性，其在特定人群中的演化受到特定地区环境条件的强烈影响，特别是紫外线辐射水平。深色皮肤和浅色皮肤在人类演化的早期阶段反复演化，因为种群在不同的环境中进行迁移。肤色，就像我们身体的其他部位一样，是自然选择的产物，基于我们祖先所处的日照环境。

但是，这种高度适应性的特征对于将生物体划分为不同的物种或种族几乎没有用处，因为它们受到平行演化或趋同演化的影响。也就是说，相似的外观演化，是因为自然选择在可比的环境中，产生功能上可比的适应性。斑马鱼基因的变异及其在欧洲人中的对应基因就是一个很好的例子。这种基因似乎只对欧洲人的皮肤变浅起作用。例如，发生在亚洲北部和非洲南部的色素脱失，似乎是由不同的遗传方式造成的。因此，深色皮肤和浅色皮肤告诉我们过去人们生活环境的本质，但肤色本身并不能作为种族认同的标志。

外貌上的差异，特别是肤色上的差异，促成了关于"种族"和"民族"观念的发展，这些观念往往包括一种信念，即显著的遗传差异能区分人类。[44] 这一观点无视了我们的物种在地理分布中表现出的遗传分化比在许多其他哺乳动物物种中观察到的要少。近年来，越来越多的研究实验在医学研究中使用肤色作为"种族"或基因独特群体的替代物。这种方法令人不安，因为它忽视了社会文化因素在参与肤色和各种疾病之间关系中的作用。肤色并不是一个可靠的祖先的代表，在医疗中，当决定对患者进行治疗时，必须非常谨慎地使用肤色概念。[45]

虽然肤色不等于"种族"，但它确实与健康有关。许多使人痛苦的疾病是由人们的肤色表型导致的，也就是说，只单单由他们的皮肤的深浅导致，而不受其他因素影响。例如，浅肤色的人，不管他们的祖先是谁，当他们在日常生活中暴露在高水平的紫外线辐射下时，他们就更容易患皮肤癌，这通常是因为他们生活在远离自己祖先家乡的新环境中。[46] 同样，受到维生素 D 水平影响的佝偻病和其他疾病（包括结肠癌、乳腺癌、前列腺癌和卵巢癌）在深色皮肤人群中也在不断增加，因为他们生活在远离家乡的紫外线辐射贫乏地区，长期缺乏维生素 D。[47]

我们现在可以充分认识到肤色在人类演化史上所起的重要作用。皮肤色素沉着不是一个微不足道的外在特征，而是我们与环境，特别是与太阳相互作用的关键中介。很久以前，当我们物种的早期成员在世界各地迁徙时，我们的皮肤颜色会根据需要变深或变浅。

现在情况和以前大不相同了，因为我们可以迅速地移动很远的距离，而且经常远离我们祖先的故地，这时我们的皮肤很难适应新的环境，因为我们的皮肤没有时间迅速改变，在新环境中显得可能太浅或太深。我们很少停下来去思考，自己拥有的身体基本上是一个在数万年前演化而来的旧石器时代的模型；我们的肤色最近加入的大多数影响因素都是文化意义上的，而不是生物意义上的。我们的肤色是我们生物学遗产的一部分，它讲述着关于我们祖先生活环境的宝贵故事。因此，我们需要认真对待我们的肤色，确定它与我们居住的地方有多匹配，并相应地调整我们的行为。最重要的是，我们需要感谢我们特殊的肤色以多种方式保护我们的健康。

第七章 "感觉之母"——触觉

皮肤承载着身体最古老的感觉——触觉。触觉有时被称为"感觉之母"，但在科学或公众眼中它并没有得到应有的关注，这可能是因为它对人类福祉的影响，比所谓"远距离感觉"的视觉和听觉更含蓄。同样地，皮肤作为触觉的媒介，它在灵长类动物和人类演化过程中的作用，在很大程度上也没有被认识到。对于那些五官健全的人来说，他们一定低估了触觉的作用。[1] 然而，触觉是灵长类动物体验的核心感觉，并且已经存在了数千万年。它不但影响了我们的演化史，也深刻地影响了我们的此生此世。触觉在人类事务中的重要地位也通过语言表现出来，注意我们在日常交流中是如何使用"触觉"（touch）这个词的：我们告诉朋友和家人"保持联系"（keep in touch）；当某人或某事激起我们的感情时，我们惊呼："多么感人！"（How touching!）或谦虚地说："我很感动。"（I am touched.）

触摸包括通过机械、热、化学或电等刺激方式使皮肤感受到压力、振动、温度改变或疼痛。灵长类动物是所有哺乳动物中最注重触觉的。灵长类动物的触觉是在该群体演化史的早期出现的，当时古代灵长类动物与其他早期哺乳动物的区别，在于它们手脚灵活，善于抓握。在 5000 万年前至 6000 万年前，当动物们在古新世和始新世的森林环境中寻找食物和彼此时，这些可以抓握的附肢［动物学家更喜欢称它们为爪状肢（cheiridia）］可以在树枝上灵活地移动或站稳。[2] 所有树栖哺乳动物都依赖触觉，因为它们需要在树上快速而稳健地移动。而在灵长类动物中，通过自然选择，这种感觉在手和脚上得到了特化，提高了此处触觉的准确度和精确性。许多专门的结构解剖可以证明灵长类动物手指灵敏和精细的触觉。[3]

灵长类动物手指和脚趾的末端扩大成敏感的数字信号接收垫，里面有感觉神经末梢、血管和汗腺，上面覆盖指纹。光滑的皮肤上密密麻麻地布满了神经末梢，这些末梢使得高度敏感的触觉辨别、对温度和质地的精细区分，以及灵巧的操作成为可能。皮肤具有一系列不同的触觉受体，包括对轻触反应的触觉小体、对持续按压反应的默克尔小体、对深度按压和振动反应的环层小体、对温度反应的鲁菲尼小体 [1] 和对疼痛反应的游离神经末梢（见图 22）。这些受体检测来自环境的信号，大脑将其解释为感觉。事实上，大脑皮层（初级感觉皮层）有很大一部分用于完成这项任务。灵长类动物数字信号接收垫下的小骨头（远节指骨）比其

1　鲁菲尼小体也对牵拉和连续压力产生反应。——编者注

他哺乳动物的骨头要宽，它们还演化出宽指（趾）甲来支撑扩大了的高度敏感的皮肤，并保护手指和脚趾脆弱的末端。

人类指尖的敏感度是惊人的，对于那些失去视力的人来说尤其如此。从出生或在很小的时候就失明的人，能够察觉到正常人无法感受到的纹理和形状的细节。他们的手变成了专家级的"观察仪器"，甚至可以分辨出表面的微小细节或很小的突起。对于长期失明的人来说，大脑中被视力正常的人用来处理视觉信息的区域（视觉皮层），被他们用来处理了触觉和听觉接收到的刺激信号。这种变化解释了长期失明的人为什么能快速阅读盲文。[4]

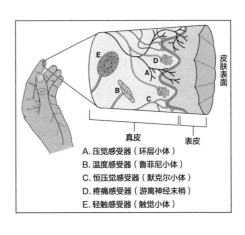

图22 皮肤上的几种感觉感受器使灵长类动物的触觉变得细致敏感。这些受体检测来自环境的信号，大脑将其解释为压力、触觉、疼痛、振动等感觉和个人经历。詹妮弗·凯恩绘图。

皮肤表面

真皮　表皮

A. 压觉感受器（环层小体）
B. 温度感受器（鲁菲尼小体）
C. 恒压觉感受器（默克尔小体）
D. 疼痛感受器（游离神经末梢）
E. 轻触感受器（触觉小体）

在灵长类动物中，大脑的大部分皮层集中用来处理手、脸和脚的感觉感受器传递的信号。与此相反，以老鼠为代表的其他哺乳动物，在所谓的皮层感觉带处，用来处理手部刺激的皮层面积比例明显更小，同时用更大的比例来处理来自触须或胡须的信号。许多哺乳动物用口鼻上敏感的触须来触摸和解释环境，灵长类则主要通过手来分析环境。单单"不要碰！"的警示就会控制住灵长类动物体内的每一种冲动。

在一些哺乳动物中，触摸感受器的作用不仅是触摸。例如，蝙蝠的翅膀上有带毛发的梅克尔细胞，使它们能够探测翅膀表面的气流。[5] 当蝙蝠在飞行中失去上升动力时，感受器会向大脑发出信号调整翅膀的方向，以避免在半空中失速。当富有探究精神的研究人员用女士脱毛膏除去蝙蝠翅膀上的毛发时，这些细胞的非凡特性变得明晰起来。处理后的蝙蝠只能直线飞行，无法完成一般蝙蝠躲避障碍物的巧妙动作。而当翅膀上的毛发长回来后，它们又可以"表演杂技"了。

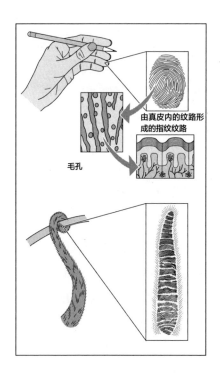

图23 指纹是表皮表面由于真皮的起伏而形成的微小隆起。汗腺的毛孔位于表皮嵴之间的凹陷处。指纹呈现独特的解剖细节（端点和分支点）的组合以及毛孔的模式。一些大型新大陆猴的尾巴下面也发现了表皮嵴。詹妮弗·凯恩绘图。

在我们的指尖上，发现了人类皮肤最广为人知的特性之一：指纹，也被称为摩擦脊或皮纹（字面意思即"手指痕迹"，finger writing），出现在许多哺乳动物的手掌和脚底。它们是表皮上的小隆起，反映了下面真皮部分的起伏（见图23），形成可辨别的图案。除了整体上的螺纹和环状的图案，指纹还包含毛孔，以及位于独特位置和方向的端点和分支点。在人的一生中，这种被创造出来的整体模式是永远不会改变的。自1872年弗朗西斯·高尔顿爵士（Sir Francis Galton）认识到这些"奇点"的重要性以来，指纹就被司法部门用于对个人的识别。今天，我们可以结合指纹的所有结构细节，从统计学上消除指纹识别错误的可能性。[6] 在利用DNA进行个人身份识别的日子到来之前，指纹是唯一普遍且合法的身份证明方式。现今，它们仍然是最可靠的生物特征识别工具。

虽然政府和执法部门更关心指纹在司法鉴定方面的应用，但动物学家更感兴趣的是指纹的功能，正是这些功能导致了指纹最初的演化。实际上，它们在自然界中最重要的作用是增强摩擦力，确保手指和脚趾能紧紧抓握树枝、在光滑表面或被处理过的物体上时不会打滑，也就是说，它们有助于提供一个可靠的抓握力。在灵长类动物中，皮纹不仅出现在手掌和脚掌上，还出现在新大陆猴可用来缠绕物体的尾巴下侧（见图23），当猴子悬挂在树枝上或从一根树枝摇摆到另一根树枝上时，尾巴充当了"第五只手"，帮助它们在树上保持安全。

虽然壁虎脚的表面不是严格意义上的指纹，但它提供了另一个皮肤附属物的例子，这种附属物演化出了专门用来辅助抓握和运动的特征（见图 24）。壁虎的脚上有成千上万的刚毛，这些细小的丝状突起由角蛋白组成，它们可以抓住光滑的表面并在其上移动，即使壁虎处于上下颠倒的状态也可以完成动作。这种能力是基于范德华力提供的分子间吸引力，这种吸引力在刚毛和表面之间产生干黏附。[7] 所以壁虎脚的吸附性以及它有趣的杂技动作，不是因为壁虎皮肤中存在的某种特殊化学胶水，而是刚毛的表面密度起了作用。

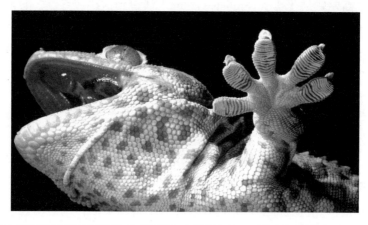

图24 壁虎脚的皮肤是由角蛋白组成的干燥、可黏着的刚毛，这使得壁虎能够利用分子吸引力（范德华力）的原理附着在光滑的表面上。© Mark Moffett / Minden Pictures

对于灵长类动物来说，用强壮而敏感的手指去控制环境只是它们演化史的一部分。灵长类动物在其早期历史上的成功，很大程度上是因为它们能够在始新世广泛分布的热带森林中确立属于自己的生态位。在这些资源丰富而且有益健康的环境中，灵长类动物演化出对高质量食物的偏好，如幼叶和成熟的水果，这些食物提供了大量的植物蛋白质和容易消化的糖。它们是如何找到并筛选出这些多汁的食物的呢？比较解剖学和古生物学的证据表明，这是因为它们演化出了更精细的视觉和触觉。间距较近的大眼睛具有很好的深度感知能力，还拥有一系列的颜色感受器，这都有助于它们在一定距离外也能找到合适的食物。当动物接近有吸引力的食物时，它们可以用触觉和嗅觉进一步评估食物的质地、柔软度和质量。[8] 例如，较软、成熟的水果含糖量更高，营养价值也优于较硬的水果，它们能被快速消化，对动物来说消耗的能量成本较低。因此，我们今天在超市里用来检查李子或牛油果成熟度的手指，在数百万年前的灵长类祖先中就演化出了它们的敏感性。

除了用触觉来选择食物之外，对交流和建立关系的需求无疑也是促进灵长类动物触觉演化的驱动力。像灵长类这样的社会性动物，会通过触觉来加强个体之间的联系。对大多数哺乳动物来说，这种交流方式主要集中在用鼻子蹭或用舌头舔它们的口鼻部位和舌头。然而，在灵长类动物中，当它们的身体分开时，社会交流大多通过彼此的面部表情进行；当它们身体靠近时，社会交流则大多通过手指和嘴唇的接触进行。在社会群体中，关系密切的灵长类动物或已经建立友谊的动物，用令人放心的面部表情和抚摸互相问候。婴儿能吸引最多的触碰，在大多数物种中，触碰最多的是它们的母亲，然后是其他雌性。触摸对双方都有益。参与更多社交触摸的灵长类动物感受到的压力更小，生长更快（如果它们还比较小的话）。包括人类在内的所有灵长类动物，在早期发育过程中的触觉满足感，对其行为的健康发育至关重要，失去触觉的婴儿在以后的生活中会出现行为缺陷。[9] 简言之，缺乏触觉是一种生存压力。

除了巩固已有的社会纽带，抚摸还有助于结交新的朋友。当去拜访一个新的猴子群体时，如果一只猴子能和群体成员发展出群体认可的"梳理关系"，就更有可能被这个群体接受。[10] 触摸是令人放心的，因为它传达了一种无敌意和友好的态度。这就是为什么在许多灵长类动物中，特别是在人类中，爱抚即使不是必不可少的也是一个有用的性前奏。当触摸涉及我们身体最敏感的部位——嘴唇、手指和外生殖器时，这种对身体亲密接触的许可导致了性交的发生以及之后的生殖行为。没有比这更基本的演化了。

灵长类动物在出生时会经历一系列强烈的触觉体验：它们在分娩时会受到子宫肌壁的按压，并被推过骨盆的出口。众所周知，对人类来说这一过程是漫长的，常常会让母亲精疲力竭。幸运的是，在大多数文化中，临产妇女从亲戚或助产士那里能得到大量的安慰触摸。对于新生婴儿来说，在分娩过程中身体受到的挤压，似乎有助于直接物理刺激调节血液循环和呼吸的自主神经系统，帮助神经系统在子宫外发挥功能。[11]

大多数灵长类动物的母亲在婴儿出生后会立即爱抚、抱起婴儿，并让婴儿吮吸母乳。对母亲和婴儿来说，乳头和嘴唇的皮肤上密集分布着大量的感觉感受器，两者的接触带来强烈而愉快的感觉，引发了一系列重要的生理变化和积极的感觉反馈。优秀的哺乳动物的母亲在婴儿出生后的头几天里，会花大部分时间与婴儿进行亲密的身体接触，如怀抱、揉搓、抚摸和鼓励进食。在大多数非工业化的人类社会中也可以看到类似的抚摸模式。在这些社会中，新生儿头几周都在母亲的身体上吃奶和睡觉（即使母亲正在工作）或被怀抱和按摩。[12]

已经有很多文章发表了关于 20 世纪工业化国家母婴触摸量减少的趋势，特别是在出生后立即进行母婴接触的减少。奶瓶喂养方式长期以来被吹捧为婴儿护理和营养的现代解决方案，不仅在营养上不如母乳喂养，而且使婴儿失去了身体正常发育和行为正常发育所必需的触觉刺激。这一问题引起了人们对早产儿困境的关注，因为他们需要在可控的环境下接受近乎连续不断的医疗干预，这使得他们与人类触摸隔绝。[13]

婴儿在出生后和发育早期时被剥夺了与母亲的亲密触摸，会使他们遭受生理和心理上的压力从而影响其一生。在啮齿类动物实验中，从母鼠身边被带走的幼崽，与接受母鼠正常舔触的幼崽相比，其应激激素水平升高，更容易激动，生长速度也更慢。关于婴儿触觉剥夺的研究中最著名的可能是由哈洛在 20 世纪 50 年代末和 60 年代初进行的实验。[14] 在一系列痛苦却经典的实验中，新生的猕猴在出生后被从母亲那里带走，并与无生命的代理母亲待在一起。一个代理母亲柔软而温暖（用绒布覆盖并用灯泡加热），另一个代理母亲坚硬而冰冷（仅由金属丝网构成，但放置了装有牛奶的瓶子）。当在不能哺乳的"绒布母亲"和可以哺乳的"金属母亲"之间做出选择时，幼猴选择在大部分时间与柔软温暖的"母亲"在一起，只给"金属母亲"留出必要的几分钟以便吮吸金属母体"分泌"的乳汁（见图 25）。[15] 幼猴从温暖柔软的"绒布母亲"处获得了更多的舒适感，即使这位母体不能提供任何营养。

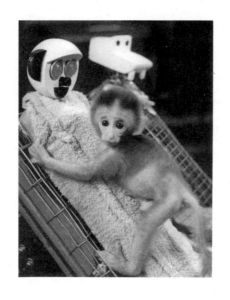

图25 在哈洛关于触觉在婴儿发育中的重要性的著名实验中，没有母亲的幼猴偏爱温暖柔软的"绒布母亲"，尽管这位母亲并不能提供营养。威斯康星大学麦迪逊分校哈洛灵长类实验室供图。

人类的婴儿靠触摸茁壮成长。在许多文化中，新生儿除了在哺乳和母亲怀抱里时能获得令人满意的皮肤接触，还会定期接受精油按摩，让身体各部分舒展，四肢和躯干得到有力度的抚摸，之后婴儿被包上或盖上被子。[16]婴儿的照料者坚信这一习俗确有好处，他们断言，经常接受按摩的婴儿会更平静，睡得更香，而且运动神经发育会更快。尽管给婴儿按摩在大多数工业化国家还不是常规做法，不过它已被引入早产儿的护理制度中，并且这些婴儿的体重增加率和关键时期的发育方面都获得了巨大的积极成果。[17]按摩带来的好处并不仅限于婴儿。抑郁的妈妈如果经常给宝宝按摩也会减轻自己的抑郁情绪，而使得母亲更可能陪孩子玩耍。参与婴儿按摩疗法研究的年长志愿者也报告了类似的益处，包括抑郁情绪的减少和焦虑水平的降低。[18]

即使是在婴儿期之后，触摸对儿童也有显著的好处，19世纪末和 20 世纪初，这一点在美国、德国和英国的孤儿院和育儿院进行的几项儿童研究中得到了证明。20 世纪 20 年代，将婴儿送到这样的孤儿院意味着对他的抛弃，这个孩子几乎肯定会死亡，不是因为缺乏食物或医疗照顾，而是因为缺乏与照顾者的触摸和社会互动。一项被广泛引用的、在两所德国孤儿院进行的儿童研究中，其中一所机构女负责人热情温暖，会慷慨地给予孩子触摸并陪伴其玩耍；另一所机构负责人缺乏幽默感，并要求严格服从纪律，会避免和孩子有身体接触，还经常对孩子进行言语羞辱。研究最终发现前一所机构中的孩子比后一所机构中的发育更快。应激性侏儒症导致的死亡和慢性残疾一直困扰着孤儿院，直到 20 世纪 30—40 年代，照顾者将"母亲般的呵护"（这以前被认为是不科学的）加入日常婴儿护理制度后问题才得到解决。[19]

一些美国和欧洲的医院现在慎重地将按摩引入了正常的婴儿护理，因为它确实给婴儿带来了短期和长期的好处。按摩也被用于一些自闭症儿童的治疗，这些儿童通常皮肤高度敏感，不喜欢被触摸。至少在某些情况下，这些孩子似乎更喜欢按摩带来的压力，而不是随意的轻触。在按摩后，他们与学校里的照顾者和教师相处得更好，而且睡得更香。自闭症成人也报告了按摩压力有舒缓和镇静的作用。从短期来看，按摩可以降低一个人应激激素的水平；从长期来看，按摩可以促进生长激素的分泌，从而有助于体重增加和运动神经的发育。[20]

灵长类婴儿初期会十分依赖照顾者，并与母亲保持几乎从不间断的身体接触，在这一时期之后，婴儿会逐渐过渡到在较长时间内与母亲保持断断续续的触摸。在这一阶段，婴儿会花许多的时间去探索环境、吃奶、由母亲带着四处行动、由母亲或其他成员照料。对灵长类动物来说，梳理包括用牙齿（如狐猴）或手指（如猴子和类人猿）对毛发进行物理清洁和触摸。这是灵长类动物一生都热衷的一种触摸方式。它不只是简单地清除毛发中的体外寄生虫，还是一种主要的社会黏合剂，将灵长类动物群体维系在一起，这种维系从母亲和婴儿之间建立纽带时就开始发挥作用了。

　　近几十年来，研究野生和圈养灵长类动物的动物生态学家、人类学家和心理学家研究出梳理作为一种交流方式，无论是作为建立和维持联盟的一种方法，还是作为化解冲突的一种行为，它都发挥了重要作用。[21] 其中一些最重要的研究既观察了灵长类动物在各种社交环境中的行为，又评估了它们的激素和生理系统与精神压力的关系，然后将这两方面内容结合起来共同研究。[22] 研究结果表明，梳理和按摩可以降低参与双方的应激激素水平。频繁参与梳理活动的灵长类动物比不参与梳理的灵长类动物表现出更少的焦虑和抑郁情绪。像狒狒这样的动物，幼崽出生在一个等级体系中，它们会从母亲那里继承社会地位。地位高的幼崽比地位低的幼崽能得到更多的关注和更多的梳理，因此也比地位低的幼崽成长得更快。地位较低的母亲所生的幼崽很少能接受到母亲以外的其他成员的梳理，所以表现出更大的生理压力，导致生长发育慢，患病率和死亡率较高。[23]

　　由触觉剥夺导致的应激激素水平升高也会对免疫系统产生不利影响。对圈养幼猕猴的实验研究表明，动物在免疫系统受到挑战时产生抗体的能力，与婴儿经历的身体触摸和梳理量直接相关。[24] 与母亲分离的婴儿，其免疫反应不充分，而接受母亲正常触摸（包括梳理）的婴儿能够对健康挑战做出有力的反应。

对于成年灵长类来说，梳理的重要作用是解决冲突。灵长类动物，特别是猴子和类人猿，是寿命较长的哺乳动物，其繁殖缓慢，而且大多数灵长类动物每次只生产一胎。在灵长类社会群体中，为了获得食物、配偶、地盘，或当新成员被引入群体时，冲突经常发生。演化出一种预防和解决冲突的方法是至关重要的，有助于减少在战斗中可能造成的严重伤害或死亡，从而防止因内部冲突造成物种灭绝。面部表情或手势通常能使个体从一开始就避免危险的争执。当冲突升级为相互追逐或发生身体冲突后，几乎总是伴随着和解行为，对大多数物种来说这种和解最终是通过一阵阵的梳理来达成的，即使双方的争执已造成严重的损伤。[25] 这些仪式化的触摸有助于安抚冲突双方的情绪，并恢复双方的社会关系。

梳理是人类正常生活的一部分，即使我们不给自身的行为打上"梳理"的标签。在家里或放松的社交环境中随意观察人们的行为，会发现大多数人经常通过抚摸、爱抚和安慰性的轻拍来"梳理"彼此。在当今的许多社会环境中，特别是在工作场所，人们并不欢迎不相关的人之间进行身体接触，但社会触摸的需要仍然存在。办公室按摩、头部按摩的流行，以及许多工业化国家现在提供的令人眼花缭乱的包裹、按摩和其他水疗疗法，都说明人类对被触摸有由来已久的渴望，即使我们更愿意只从改善我们的健康或外表的角度来讨论这些体验。

不同文化中的人都存在触摸行为。但是，触摸，这种人类习得的行为，在不同的文化中并不一定有相同的意义，无论是在公共场合还是在私人场合，允许和可取的触摸方式都可能有很大的不同。不同的触摸方式比比皆是（想想你经历过的各种各样的握手和拥抱），它们经常被用来传递社交信号。例如，当原本打算握手而伸出去的手被某人亲吻时，当握手像是被老虎钳夹住时，或当一个人意外地被令人窒息的拥抱和自由的亲吻包围时，就会产生令人尴尬的困惑。在很多时候，只有特定的人可以进行特定类型的触摸，比如医生进行医学检查。当涉及人与人之间的接触时，环境则决定一切。[26]

人类学家阿什利·蒙塔古（Ashley Montagu）在他的《触摸》（Touching）一书中回顾了有关触摸文化的文献，发现"接触"和"非接触"社会之间存在明显、普遍的差异。这些差异从婴儿出生就建立起来了。在高度注重触摸的文化中，婴儿可以被其母亲和其他照顾者自由地拥抱、抚摸和按摩。这些文化不接受摇篮、婴儿车和其他使婴儿与正常触摸隔绝的装置，那些把这些东西当作"现代生活方式"的人会受到嘲笑和责骂。[27] 在厌恶接触的文化中则相反，婴儿通常被剥夺了与母亲和他人的接触，这种行为只有在一天中很短的一段时间里才会受到社会的认可。随着这些社会中的儿童逐渐成熟，尽管他们恳求父母的接触，但他们与父母在身体上的距离也会越来越远，身体接触也越来越少。

现代美国文化大多厌恶触摸，尤其是在学校、医院、疗养院和大多数工作场所，对诉讼的担忧将可接受的触摸量降至最少。在这种文化中成长的孩子学会了利用语言和面部表情来表达他们的情感，而不是利用触摸。但这种形式是有代价的，因为大一点儿的孩子和成人普遍在表达身体上的喜爱时感到尴尬，在与他人产生身体接触时表现得很拙劣。[28] 从比较灵长类动物学的角度来看，厌恶触摸的文化是一种反常现象，完全可以预见，生活在这种文化中的人会出现抑郁、焦虑以及更严重的社交疾病。

触摸不仅是友谊的象征，也有可能是由愤怒或攻击性激发的身体接触。针对儿童的愤怒可以表现为伤害性的接触形式，如掌掴、打屁股和鞭笞。成人对儿童用这种痛苦的皮肤刺激代替安慰性的抚摸以表示不满和惩罚。当灵长类动物的孩子缠着母亲时，母亲会偶尔掌掴或拍打幼崽，通常效果显著。例如，当母亲想让她的后代断奶，婴儿却继续向她要求吃奶和更多接触时。然而，在人类中，体罚并不罕见。具有讽刺意味的是，在厌恶接触的文化中，对儿童、妇女和老年人的身体伤害是普遍存在的。在这种情况下，儿童由于体型小，相对无助，很容易成为身体攻击的目标。

在养育时被剥夺了触摸权，但又经常受到体罚的儿童容易出现严重的行为障碍、吸毒成瘾和身体暴力。[29] 在近代历史上的某些极端例子中，出现了崇尚殴打和鞭笞的文化，这样做是为了惩罚儿童的恶行，据称也是为了使儿童能勇敢面对残酷和充满激烈竞争的世界。在其他非接触文化中，儿童（主要是男孩）在家里和学校会遭到殴打，并不断受到警告和威胁。以这种方式被教育的儿童会将施加痛苦与表达情感分离开来，这一过程使他们能够对他人施加可怕的暴力和折磨。[30]

鉴于触摸对促进人类幸福感方面的重要性，生病时进行人际间的身体接触，其价值应该是显而易见的。从古到今，在大多数文化中，治疗师都把"抚头顶祝福礼"作为照顾病人的重要部分。[31] 触摸带来的多种生理益处是可以测量的：它可以减轻癌症和关节炎患者的疼痛，增加哮喘患者呼吸流量的峰值，增加AIDS 患者的淋巴细胞数量。[32] 这些益处来自皮肤中触觉和压力感受器受到刺激时产生的一系列反应。这种反应刺激了中枢神经系统，可促进内源性阿片类物质（内啡肽和相关化合物，这些物质使我们感到舒适）的分泌。最终使我们感受到快乐和舒适，焦虑和压力水平显著降低，曾被高压力抑制的免疫系统的功能得到恢复，免疫能力从而得到增强。

触摸不仅对那些正在生病或感到身体疼痛的人有好处，而且对老年人也大有裨益。在工业化社会中，老年人往往生活在与外界隔离的环境或护理设施中，因此他们被剥夺了身体接触。触摸带来的好处包括更高的幸福感和更少的衰老迹象，如易怒、健忘、饮食不规律或疏于对外在的整理。在一项研究中显示，接受定期按摩、拥抱的疗养院老人表现得比未接受此类触摸的老人更年轻、更机敏、更有活力并更幽默。[33] 触摸另一个生命的行为是有益的，这在鼓励老年人养宠物的项目中，以及在医院里为早产儿提供拥抱和按摩的老年志愿者身上都得到了验证。作为一种优秀的灵长类动物，无论哪个年龄段的人类都能从梳理和触摸中受益。

第八章　情绪、性和皮肤

　　日常中，我们皮肤的有些变化是缓慢而无形的：皮肤不断更新替换，黑色素在皮肤内产生，维生素 D 悄然形成。然而，其他的变化，特别是那些反映我们情绪状态的变化，通常是突然的、可见的和可感知的。皮肤常常在我们思考之前就已经"思考"过了。甚至在我们想清原因之前，它已经对刺激产生了反应，让我们起鸡皮疙瘩、手心出汗或者脸颊发红。

　　人类皮肤包含着一个巨大的神经网络，包括属于自主神经系统的交感神经纤维。[1] 这个网络的工作是通过控制诸如呼吸、循环和消化等"自动的"功能来维持身体的内部环境稳定。特别是，交感神经负责在面对压力时产生的"进攻或逃跑"反应。当我们经历恐惧时，它们会做出迅速而剧烈的反应：增加心脏的输出量，将皮肤和肠道中的血液转运到我们的骨骼肌里。交感神经系统通过迅速将身体的资源输送到那些进攻或逃跑所必需的器官，可以说是"保住了我们的皮"[1]。当这些皮肤中的神经纤维被激活时，它们也会帮助真皮层的小动脉收缩，激活汗腺，刺激毛囊中的微小平滑肌使汗毛竖立。结果就是：你的皮肤变得苍白，出汗，汗毛竖起，起了一身鸡皮疙瘩。如果再加上放大的瞳孔，这就是你惊恐时的表情。这是一种极端的反应，只有在紧急情况下身体才会如此。

当感到焦虑或兴奋时，我们的反应明显没有恐惧时那么极端。此时，交感神经系统受到刺激的程度较低，会引发我们所说的"冷汗"反应，如你的手冰冷、潮湿，你的腋下也会不舒服地出汗。这种现象有古老的演化历史。在演化史上，手掌和脚底的汗腺是我们身体中最古老的汗腺。与身体其他部位的汗腺不同的是，以上部位的汗腺一般对交感神经传导的情绪刺激有反应，而非温度刺激。[2]面部、腋下和腹股沟的汗腺对这两种刺激都有反应。当你感到紧张或焦虑时出冷汗被称为情绪性出汗，以区别于帮助你维持正常体温的温热性出汗。虽然很少有人研究这种反应的起源，但我们可以合理地推测，通过对古代栖息在树上的灵长类动物手脚上的汗腺的刺激，可以让它们更安全地移动，尤其是当动物被追赶时。对小型灵长类动物来说，在细微的指纹纹理上加点儿汗水，可以在抓握树枝和树干时更加牢靠；手脚适度地出汗也会增强皮肤的敏感性，使动物更容易通过手指"解读"周围的环境。

情绪性出汗在法医学领域发挥了重要作用。即便这种反应非

---

1 意为"保住了我们的性命"。

常微妙，引发这种类型的出汗也会暴露紧张、焦虑的情绪状态。科学家可以通过观察皮肤导电能力的变化（显示皮肤因出汗而变潮湿的迹象）来测量反应的强度。测谎仪可以测量皮肤电阻的微小变化，尽管充满争议，测量皮肤电反应依然是测谎仪的基础（见图26）。长期以来，美国的刑事司法系统利用测谎仪来帮助确定犯罪嫌疑人是否在撒谎。最近几十年，专家对测谎仪的可靠性提出了质疑，因为皮肤电阻不仅会因欺骗行为而改变，也会因测试引发的恐惧而改变。虽然标准测谎仪测试的结果在美国、加拿大和以色列的法庭上不再被作为证据接受，但在某些情况下仍在使用测谎仪，例如雇主或被指控犯罪的人会自愿接受测谎测试以证明自己的清白。[3]

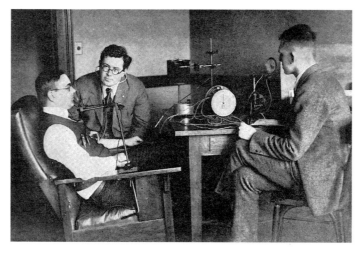

图26 近几十年来，执法部门经常使用测谎仪来评估犯罪嫌疑人欺骗警方的可能性。测谎仪测量皮肤电阻的微小变化，这些变化是由焦虑的神经反应和之后因情绪反应而导致的出汗引起的。图中的测谎仪是测谎仪的前身。拍摄于1920年，罗伯特·C. 吉夫勒，《心理学：研究人类行为的科学》，哈珀出版社。

除了出汗，我们皮肤的颜色也可以反映我们的情绪状态。当我们受到惊吓时，皮肤会变得惨白；当我们生气或尴尬时，皮肤则会变红。愤怒时的脸红和尴尬时的脸红是两种有趣的现象，尽管人们还不太了解其内在机制。这类反应通常局限于面部，特别是脸颊、前额和耳朵，因为这些区域的动脉有较强的扩张能力，从而可以促进血液流动。这些反应的强度因人而异，部分原因是不同的人处理压力的方式不同。[4] 例如，有些人只要稍有情绪激动就会脸红，而有些人即使处于该脸红的情况下也不会脸红。

我们现在已对发怒时面部皮肤的反应比其他的脸红反应有更深入的研究。在许多文化中，"脸变红了"都等同于表达愤怒最有力的方式。伴随愤怒而来的全身生理反应比任何其他情绪的反应都要激烈。[5] 这些生理反应是逐步产生的，随着心率和血压升高，外周动脉开始收缩，情绪性出汗反应被启动。当愤怒反应发生时，颈外动脉的分支会发生剧烈的血管舒张，或者说动脉的直径会增加，从而增加流向脸部的血液流量。此时脸变红了，在脖子一侧的动脉主干明显凸出来。这种愤怒是一种非常不愉快的经历，无论是你自己感到愤怒还是看到别人在发怒。

多年来，人们都不太了解"怒火中烧"的原因。当人体的交感神经在增加心脏输出量，收缩皮肤中的大部分血管以便将更多的血液输送到骨骼肌时，为什么需要脸变红呢？[6] 这看上去很矛盾，在大部分皮肤区域的血管收缩时，有一个区域的血管会扩张。可能导致这种矛盾出现的原因耐人寻味。一种解释指出，当极度愤怒使血压升至高水平时，面部的血流量增加似乎起到了安全阀的作用。[7] 当颈部动脉中的压力感受器检测到血压升高至危险程度时，这些动脉壁就会放松，使得血液涌入面部，从而帮助减缓心率和血压的升高。

另一种解释强调愤怒时脸变红的可见性。在极度愤怒时，脸红可以看作强烈负面情绪的一个非常明显的信号，它作为一个明确的警告意味着"走开，不然不客气了"。从演化的角度来说，这是一个明显的信号，警告潜在的对手自己可能或即将发起身体攻击。自然选择可能倾向于更容易脸红的个体，这听上去是合理的，因为它可以帮助我们避免冲突，而避免冲突的能力在猴子、猿类，尤其是人类的演化过程中一直很重要。

在某些方面，尴尬的脸红与愤怒的脸红相似：当面部控制血管舒张的交感神经受到刺激，流向脸部的血液增多时，脸就会变红。当人们感到尴尬或受到不必要的社交关注时，他们会脸红。这种反应有不同等级，有时只涉及脸颊和耳朵，但如果社交环境让人非常不舒服，它可能会蔓延到额头和颈部。[8] 整个脸部变得通红并不常见，但对于那些会有这种表现的人来说，这种强烈的脸红本身就会引起焦虑。一些容易脸红的人会竭尽全力避免令人尴尬的情形，不过焦虑引发的脸红是一种大家都承认会发生的情况。[9]

我们的皮肤不仅会对生活中的尴尬或愤怒产生反应，也会对慢性压力产生反应。慢性压力和抑郁对健康和预期寿命都有不利影响，并影响身体的免疫力，使其更容易受到疾病的影响，包括一些皮肤疾病。常见的皮肤病如湿疹（各种皮疹）、牛皮癣和荨麻疹会因慢性压力而恶化。当患有这些皮肤病的患者因为变差的皮肤外观而感到羞耻时，他们感受到的压力可能会变得更严重，导致他们陷入令人心痛的"焦虑和退缩"的恶性循环。这种皮肤外观和慢性压力之间的基本联系已在医学界得到了广泛认可。

虽然关于人类演化的文献很少关注面部变红这一主题，但我们可以合理地推测，与极端愤怒和尴尬有关的脸部变红在人类历史早期就已经演化了出来。直立行走的发展导致社会信号的传递方式和模式发生了根本的变化。例如，我们知道男性犬齿变小，可能因为它们在社交展示和实际战斗中不再那么重要了；[10]可能是在犬牙发生变化的同一时间，人类也开始失去体毛，同时，他们可以通过竖起汗毛展示自己的焦躁不安（参考图4）。这些变化会使身体姿势和面部表情在明确表达情绪状态，尤其是负面情绪中发挥更重要的作用。为了产生更微妙的面部表情，面部肌肉会变得更加精细。今天，我们发现所有的人，无论肤色如何，都会在愤怒或尴尬时面部变红，深色皮肤的人在生理上也会脸红，尽管它不像浅色皮肤的人那么明显。这种人类共同的能力表明，面部变红的演化先于人类谱系中不同肤色的演化，比早期智人更古老的古人类已经拥有了这种能力。

皮肤也以微妙或明显的方式，反映出我们是有性能力的生物。我们的灵长类亲戚也是如此，它们一般属于有明显反映的类别。在旧大陆的灵长类动物的一些物种中，特别是猕猴、狒狒和黑猩猩，性成熟的雌性的臀部会变成粉红色（甚至是鲜红色），当雌性处于发情期时，臀部会变得非常臃肿。粉色的雌性似乎总是能吸引雄性的注意，常会时不时地促成当场交配。皮肤为什么会与性有这种联系，是一个非常有趣的问题。

灵长类动物是高度视觉化的动物，容易看到的视觉线索比单纯的嗅觉线索能更有效地吸引注意力。当许多雌性灵长类动物接近排卵期时，外生殖器周围的会阴部皮肤会变红，在它们正在排卵的几天里此处的颜色会变得最深，外形变得最肿胀。在猕猴、狒狒和黑猩猩身上，雌性会阴部的皮肤布满了血管，这些血管会随着激素水平的周期性变化而变化。[11] 皮肤上出现的颜色变化是血流增加的结果，肿胀是细胞外液过度积聚造成的，这些液体在排卵后会迅速消退。在一些雌性动物身上，肿胀达到最大值时动物的体重增加了 25%。就如字面意思一样，这种展示反应是显示性能力和生育能力的一面旗帜。

多年来，灵长类动物学家一直在思考一个问题：为什么有些雌性动物比其他动物肿胀程度更明显。事实证明，从繁殖成功和演化的角度来看，确实肿胀程度越高越好。一项对野生狒狒的长期研究表明，肿胀程度较高的雌性狒狒比肿胀程度较低的更早达到性成熟。此外，臀部肿胀程度最高的雌性一生中生育了更多的后代，一般来说这也使它们比臀部肿胀程度较小的雌性能留下更多的后代。肿胀程度较高的雌性狒狒对雄性狒狒更具吸引力，在交配季节，雄性狒狒会更努力尝试让它们成为伴侣。与肿胀程度最高的雌性交配的雄性，会花更多的时间来抵御竞争对手的进犯，也会花更多的时间来梳理雌性毛发以保持它们的交配意愿。[12] 巨大的性肿胀是动物学家所称的"可靠信号"的一个实例，它是一种反映演化价值的可靠指标，虽然需要耗费不小的生理代价，但能显著提高繁殖成功率。因此，粉红色的大屁股是性感的东西，因为它是雌性生殖能力和终生生殖潜力的可靠标志。

也有证据表明，至少在黑猩猩身上，明显的性膨胀使处于发情期的雌性更不容易受到攻击。当雌性黑猩猩达到性成熟时，它们会离开自己出生的群体，进入一个新的群体中。这一过程充满了风险，因为黑猩猩高度提防外来者，它们可能对侵入者和闯入者进行攻击，有时甚至会杀死它们。[13] 雌性黑猩猩几乎总是在它们的性膨胀最大最亮的时候加入一个新群体，这通常可以让它们吸引新群体中的雄性的注意并与它交配。通过这种联系，雌性有时可以在雄性的（也许是暂时的）保护下相对不引人注目地融入新群体。即使没有建立配偶关系，粉红色的雌性也不太可能受到攻击，因为雄性更感兴趣的是把它们当作潜在性伴侣，而不是攻击目标。

然而，亮粉色的臀部并不意味着雌性可以很容易地在新群体中立足。第一次变红结束后，它的臀部再次变得苍白松软。此时移民雌性必须努力融入新群体的社会结构中，这是一个漫长的过程，需要它与构成群体权力结构核心的成年雌性交朋友并讨好它们。它还可能与新群体中的雌性发生冲突，通常伴随野蛮的身体攻击。至少在一个有记录的例子中，一只雌性的"红旗"并没有成为进入一个新团体的免费入场券，而是使它成为恶意攻击的目标。在攻击中，它被新群体中的雌性咬伤，屁股被撕开。[14] 这似乎是一个例外，原本展示性能力的"可靠信号"却使得雌性被标记为攻击目标。在自然界很少会无视这种信号带来的好处。

在人类中，皮肤也与性行为密切相关。当一些人性反应被唤起时，通常在颈部和胸部周围的皮肤会变红。这种因性引起的皮肤变红通常会持续几分钟，比脸红持续的时间更长，而且会让人感到"发热和躁动"。这种现象尚未得到很好的研究，但似乎是血管充血的结果，即由颈部和胸部皮肤小静脉内血流减慢引起。[15]

皮肤是人体最大的性器官，尽管我们通常不这么认为。性行为的快感大多来自对触摸的紧张期待，以及在性行为之前、其间和之后与另一个人进行肌肤接触时的愉悦和放松。身体的某些部位对性接触特别敏感，这种高度的敏感性可能是由于靠近皮肤表面的神经网络密度更大所致。爱抚、抚摸或轻拭这些性敏感区可以增加性快感和性唤起。除了生殖器区域，性敏感区还包括乳房和乳头、颈部、大腿内侧和嘴，不过这因人而异。关于性敏感区和性行为过程中皮肤反应的生物学文献少得令人失望，但也许这并不令人惊讶。幸运的是，在这一科学领域，大多数人可以从个人经验中获得一些专业知识。

当我们想到或谈论性时，我们的皮肤也会做出反应。这种反应都是受到社会影响的：当一种文化将性视为敏感或禁忌的话题时，会有一些人在谈论它时感到别扭，当他们被迫这样做时，他们的脸会因尴尬而变红。他们甚至在看到动物交配时也会脸红。

动物园是观察动物的好地方，非人灵长类动物是最受孩子们欢迎的动物之一。作为一名人类学家，我花了很多时间在动物园里观察猴子和黑猩猩，还会观察它们如何观察我们。我也喜欢观察别人怎么看灵长类动物。因为在观察一群猴子或黑猩猩时总能看到它们在进行性行为，所以我经常注意到下面的场景：孩子会问大人那两只猴子在做什么，为什么那只猴子有好笑的粉红色屁股。大人站在那里，满脸通红想说点什么，同时琢磨着母猴背后的深色组织。有些人似乎感觉很挫败，即使知道孩子问题的答案。唯一清楚的是，他们希望自己和猴子都在别的地方。可以说，粉色的臀部给家长造成了如何向孩子同时解释性和皮肤的双重困难。

第九章　皱纹、粉刺、疤痕……

作为身体的保护层、屏障，以及抵御外界环境的第一道防线，皮肤已经演化到能够承受一连串尖锐的、肮脏的、刺激的或腐蚀性的损伤。但它也不是完美的：它会老化、留下瘢痕，还会遭受来自疾病和外界环境的破坏。大多数皮肤病是短暂且可逆的，但也有一些是持久累积的，持久的皮肤病最终会损害皮肤的外观和功能。

自古以来，人们一直在记录并思考会对皮肤造成影响的各种情况和问题。现代医学在 18 世纪诞生，而在这之前的数千年里，仅凭皮肤就能诊断一个人的健康状况，它能显示出大多数已知的疾病迹象和症状。[1] 由于这一悠久的历史以及专门研究皮肤病的西医分支——皮肤病学的发展，对皮肤病的权威分类多到令人眼花缭乱。阅读一本综合性皮肤病学教科书除了会让人感到无所适从之外，也会让人感到不舒服。我们可以立即将皮肤疾病与自己联系起来，这比想象患肝病更容易。看着一张皮肤病的图片，我们可以想象出患者所感受到的痛苦和那种患病的感觉。我们会感同身受，而且如果书中描述的情况异常严峻，我们也会感到身体不适，皮肤上甚至会感到有什么东西在爬来爬去。

本章的目的并不是要引起这种程度的不适，而是要按照大致的时间顺序来审视我们在一生中可能遇到的一些更典型的"皮肤事件"。例如，有些人生来就有的胎记；其他事件，如瘢痕、粉刺和皱纹，这些发生在我们所有人身上，它们都是我们在这个星球上生活了一段时间的结果。还有一些病变，如疣、烧伤和皮肤癌，也都是非常普遍的疾病，需要我们注意。

胎记和痣

由于皮肤表面较大，而且在产前发育过程中受到多种基因和环境因素的影响，婴儿出生时带有胎记并不罕见。胎记的产生有多种原因，其中许多是由在子宫内血管发育的小错误造成的。

最常见的胎记之一是可消退的红色胎记，被称为鲑鱼斑、鹳吻痕，或"天使之吻"。这种由血管形成的微小异常通常出现在面部和颈部，并在出生后的第一年内消失。

另一个常见的胎记是一种灰青色的斑，往往出现在下背部。因为其经常出现在东亚后裔中，就被称为蒙古斑。这种斑是由皮肤黑色素细胞聚集引起的，这些产生色素的细胞在胚胎早期发育过程中试图迁移到表皮，但因某种原因迁移过程被阻止了。

不幸被命名为葡萄酒色斑的胎记是最著名的胎记之一，由皮肤中毛细血管的畸形形变和扩张引起。葡萄酒色斑是永久性的，随着时间的推移，颜色会加深，会从粉红色变成深红色或紫色。虽然它们不会对健康造成危害，但有时这些主要出现在面部的大片斑痕会使人对自己的外表高度敏感。自20世纪80年代以来，脉冲染料激光治疗对这些胎记产生了革命性的影响，它能够以留疤风险较低的方式让胎记显著变浅。[2]

几乎所有成人都有一个或多个痣，其中绝大多数是无害的黑色素细胞聚集体。[3]大多数痣出现在身体曾暴露在阳光下的部位，许多类型的痣与暴露在紫外线下引起的细胞生理学变化有关。在非常罕见的情况下，这些痣会发展成黑色素瘤，这是一种危险的皮肤癌。医生建议每个有痣的人，尤其是皮肤白皙的人，要定期检查自己的皮肤，观察痣的大小、厚度或颜色是否有变化。

在现代医学对这些异常现象进行科学研究之前的几个世纪里，胎记和痣被认为有特殊的含义。许多人认为，胎记可以揭示母亲在怀孕期间受到的影响，而痣则可以预测一个人日后的命运。从17世纪开始到18世纪早期，欧洲有许多专著和手册记录下了一些这种标记可能的含义和后果。人们认为，怀孕期间发生的事件会对应某种特定胎记的颜色和形状，或者说会决定孩子的整体皮肤外观。例如，新生儿的葡萄酒色斑可能是因为几个月前有人把葡萄酒洒在了母亲身上；被猿或熊吓坏的母亲可能生下一个多毛的孩子；被鱼惊吓的母亲可能生下一个长满鳞片的婴儿。[4]尽管这些解释可能会让我们觉得奇怪，但我们可以想象一下，现在的一些"解释"在未来会被如何看待。

结痂

对大多数人来说，痂是他们在自己身体表面看到的最不愉快的东西之一。当皮肤被伤得足够深，穿透了表皮时，位于真皮层中的血管破损并开始出血。血液中的血小板会与因受伤而暴露的胶原蛋白以及皮肤的其他成分接触。这种接触诱导血小板释放凝血因子和其他物质来止血。在止血过程中，伤口的愈合过程就已经开始了。[5] 一种叫作中性粒细胞的特殊白细胞会到达该部位，开始清除该区域的异物、有害微生物和受损组织。整个过程伴随着局部炎症的发展，由协调随后愈合的分子——细胞因子所推动。

一旦伤口被清理干净，成纤维细胞就会迁移到该区域，开始在原血凝块的支架上放置新的胶原蛋白。伤口处的成纤维细胞成熟并产生新的蛋白质以加速愈合，此过程中化学反应紧锣密鼓地发生着。为了修复真皮，在接下来的几天里，伤口处会产生不同类型的胶原蛋白。胶原蛋白不断地重塑，以填充受损区域，新的血管也在该区域形成。在这一切进行的时候，表皮也在准备将新的角质细胞迁移到损伤部位来修复其表面。

我们在皮肤表面看到的痂，一部分是"建筑工地"的碎片，因为它含有最初的血凝块和其他在愈合早期进入伤口进行紧急处理的蛋白质。痂也是皮肤的天然绷带，因为它的覆盖保护了在愈合过程中的下方组织。痂的成分和外观在几天内会发生变化：起初，它们很薄，有点柔韧，呈红棕色；后来它们变得更厚、更硬、颜色更深；在结痂脱落之前，它的直径变得更小，更突出，随着其内胶原蛋白纤维的收缩，下面的皮肤会重新长出来。因为伤口痒或痂难看，世上没有一个活蹦乱跳的小孩不去抓它，也没有一个父母不会告诉孩子不要那样做。"如果你那样做只会变得更糟"这句老话是对的，因为保留痂可以确保皮下形成光滑的新皮肤，减少留下永久性瘢痕的可能性。

瘢痕

当皮肤被割伤、烧伤或咬伤时，在其愈合的过程中，胶原蛋白在伤口中沉积形成瘢痕。有些瘢痕几乎看不见，有些则非常明显。瘢痕的外观取决于皮肤损伤的性质。像刀子或剃刀划出的整齐伤口愈合得就很快，因为伤口的边缘在愈合过程中紧密相连，其留下的瘢痕通常不可见。锯齿状的伤口和严重的烧伤因为在愈合时伤口边缘相距较远，会留下明显的瘢痕。瘢痕也可能是由粉刺、痤疮，或如水痘和天花这类涉及全身皮肤的感染产生的。这些瘢痕通常呈现小凹坑或凹陷状，被称为萎缩性瘢痕（见图 27）。

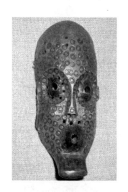

图27 这张来自非洲西南部国家安哥拉的面具描绘了深凹的瘢痕，这是曾经广泛传播的天花的特征。爱德华·罗斯供图。

瘢痕的形成过程通常是平淡无奇的，但胶原蛋白偶尔的过度生长会产生异常突出的瘢痕。也就是当瘢痕组织在原来伤口上形成时，变成了隆起的肥厚性瘢痕。当伤口愈合时胶原蛋白过度合成，瘢痕组织持续形成，构成厚厚的、坚硬的、难看的胶原蛋白纤维堆积物，由此产生隆起的、有时会痛痒的瘢痕称为瘢痕疙瘩。[6]

肥厚性瘢痕和瘢痕疙瘩是很明显的，当它们出现在经常暴露在外的部位时，如面部，人们会感到难为情。它们也缺乏许多皮肤的正常特性：没有毛发，没有汗腺或自然弹性。愈合过程中堆积的胶原蛋白纤维越多，瘢痕就会变得越坚硬，柔韧性越差。瘢痕疙瘩更常出现在棕色或深色皮肤的人身上，其中原因我们还不清楚。我们将在下一章中看到，这种现象促成了非洲许多地区出现了用瘢痕装饰皮肤的传统。

就像身体里的其他组织一样，瘢痕和瘢痕组织会随着年龄的增长而变化。随着时间的推移，大多数瘢痕会经历一个"正常化"的过程，随着瘢痕内胶原蛋白网络的重塑，以及为治愈伤口而建立的临时血液供应自然消退，瘢痕会变得不那么突出。

叮咬

像其他恒温动物一样，人类也容易被节肢动物叮咬。节肢动物是包括昆虫和蜘蛛在内的无脊椎动物群体。通常被节肢动物叮咬只是一件烦人的事，但根据叮咬生物的不同，也可能会带来更严重的问题。许多严重威胁人类健康的疾病，包括疟疾、昏睡病、登革热和鼠疫，都是通过昆虫传播的。动物不是随机被叮咬的，许多节肢动物在选择被叮咬者时很挑剔，即表现出高度的宿主特异性。叮咬者与被叮咬者的协同演化是演化生物学中最有趣的故事之一，基础和临床相关的研究课题正日益增加。[7] 我们最感兴趣的是节肢动物叮咬最初是如何演化出来的，以及它们为什么如此令人讨厌。

节肢动物在饥饿时会进行叮咬行为。它们寻找人类和其他恒温猎物进行叮咬，以获得雌性节肢动物繁殖所需的血液餐食。我们的体温和气味会吸引某些昆虫和蜘蛛；衣服的颜色和呼出的二氧化碳也会吸引一些昆虫和蜘蛛。不同种类的节肢动物的叮咬过程有所不同，但通常都要使用锯齿状的下颚来刺穿皮肤。蚊子叮咬时，进行了刺穿皮肤这种无礼行为后，雌性蚊子会插入一根喂食管，从中吸取一顿营养丰富的血餐，就像用吸管吸吮浓厚的奶昔一样。为了确保吸管不被堵塞，这种昆虫会向皮肤中注入刺激性的溶液以防止血液凝结。这种溶液引起了被叮咬后的肿胀和瘙痒。抓挠被叮咬的区域会使抗凝血剂扩散到周围，扩大不舒适的范围。

当蜘蛛咬人时，它们会通过下颚将毒液注入受害者体内，但不会吸血。蜘蛛通常是很胆小的动物，只有在感受到威胁时才会叮咬恒温脊椎动物。它们通常只叮咬昆虫，然后把它们固定在网中吃掉。虽然昆虫叮咬脊椎动物可能得不到直接的食物回报，但可能有助于其自我保护。大多数蜘蛛叮咬只会产生短暂的疼痛和肿胀，不过隐士蜘蛛和黑寡妇蜘蛛因为其毒液毒性更高，被叮咬后的症状会更严重。

蜜蜂和黄蜂采用的是不同的叮咬方式。雌性昆虫不是用下颚切开皮肤，而是用一种改良过的产卵器来刺伤受害者。这种刺伤往往即刻间便造成痛苦，并伴有强烈的局部反应，其中包括皮肤肿胀和发红，随之而来的还有瘙痒。这种刺伤行为用来阻止像人类这样的动物接近昆虫储存食物并养育幼虫的蜂巢或巢穴。在同一时间被多次刺伤会产生危险的过敏反应，因此人类在接近蜜蜂和黄蜂的巢穴时一般都很谨慎。

许多其他节肢动物，包括跳蚤、扁虱、螨虫和臭虫，一旦有机会它们就会咬人。在历史中，只有一种昆虫对人类的无理取闹足以让它背负了一个被诅咒的命名。多亏了虱子（louse），我们才有了"非常糟的；恶劣的；讨厌的"（lousy）这个词，这是所有肮脏、不洁和腐烂事物的同义词。虱子和人类有着长久而有趣的合作关系。

现代人通常会被两种类型的虱子感染。头虱似乎与我们的交往史最长。这些昆虫主要出现在儿童的头上，因为它们可以通过密切的身体接触以及共用梳子和发刷迅速从一个人传播给另一个人，所以也是日托中心和幼儿园的祸患。头虱将它们小小的卵形卵囊（幼虱）排在头皮毛根附近。它们的卵有一层带有一个通气孔的蜡状覆盖物，用来保护发育中的幼虫。在温暖的头皮上，幼虫孵化通常需要 7~9 天，然后离开卵壳寻找第一顿饭。如果幼虱在它生命最初的 24 小时内没有从它的人类宿主那里获得血液，它就会死亡。因此，长期的严重头虱感染，包括了产卵的成虫、含有幼虫的卵和饥饿的叮咬头部的若虫。尽管今天许多人使用特殊的化学洗发水来清除自己或孩子身上的虱子，但在历史中很长一段时间里，梳理毛发，特别是挑虱子，是除虫的首选方式。

直到前不久，头虱和体虱还被认为是同一个物种，但最近的详细研究表明并非如此。体虱的行为与头虱不同，它们更喜欢在衣服上产卵，而不是在身体上，这似乎是一种相对较新的"讲究"。最近的解剖学和分子研究表明，体虱是从头虱演化来的，在过去的4万年里，它们在人类的衣服上为自己创造了一个新的生态位。[8]体虱可能造成更严重的问题，因为它们可能是斑疹、伤寒和其他疾病的传染媒介。人类行为导致许多新生物在我们体内和体表上演化，这些寄生虫只是其中一例。

烧伤

皮肤接触到高热或火时会导致烧伤。儿童最严重的烧伤通常是由高温液体引起的；成人最严重的烧伤是在家中或工作中接触明火造成的。[9]部分皮层烧伤中，最常见的类型是烧伤部位出现红肿（一度烧伤）或充满液体的水疱（二度烧伤）。更严重的是全皮层烧伤，即三度烧伤，包括表皮和真皮在内的整个皮层都被损伤。覆盖大面积皮肤的三度烧伤（占体表面积的15%以上）是极其严重的损伤：体液快速流失，被烧伤的部位会迅速滋生细菌，从而导致严重感染。

当严重烧伤发生时，皮肤的保护作用就凸显出来了。治疗这种烧伤涉及许多步骤，从紧急护理到手术，再到物理和心理治疗。[10]随着烧伤愈合，受损的皮肤自然会被瘢痕组织取代，这些组织由胶原蛋白形成，覆盖在烧伤部位。当身体慢慢地试图将伤口边缘连接在一起时，胶原蛋白就会收缩。对于大面积烧伤，这种自然过程可能会产生灾难性的后果，因为它会导致毁容性挛缩的形成，这种挛缩会使通常高度活动的身体部位（如颈部）无法活动。烧伤患者必须经常忍受多次手术，以便使被瘢痕组织束缚的身体部位重新活动起来。

瘢痕组织与正常皮肤有很大的不同。它缺乏皮肤的弹性和层状结构，不能随着人的移动而拉伸。由于没有汗腺和汗毛，它也不能排汗。毫无疑问，寻找"替代皮肤"已成为医学史上最受关注，也是最困难的任务之一。

烧伤治疗在过去的20年里有了显著的进步。我们已经学会了更好地控制感染，"人造皮肤"的引入大大加快了伤口愈合的速度。工业化国家都建立了专门的烧伤科室。然而，在发展中国家，烧伤仍然是造成死亡或失去生活能力的一大原因。

皮炎

人类的皮肤被用来抵抗各种各样的化学和生物攻击。皮肤的免疫系统类似于现代军队，存在几种特殊类型的防御细胞和化学物质，根据攻击的性质部署在不同的位置，在不同的时间发挥作用（见图28）。受到攻击时，皮肤的先天反应是首先产生引起炎症或对抗感染的化学物质。这种所谓的先天反应会触发一种适应性反应，这种反应是由表皮层免疫系统的朗格汉斯细胞发起的。当刺激达到一定程度时，朗格汉斯细胞会变成一支移动大军，从皮肤迁移到附近的淋巴结，在那里它们可以诱导对抗感染的淋巴细胞的形成。通常，这场与外来化学物质或病原体的斗争是肉眼可见的：我们的皮肤会变得又红又痒，有时会出现充满透明液体的隆起，如果刺激持续足够长的时间，皮肤会增厚出现鳞片状病变。这些反应都与皮炎有关。

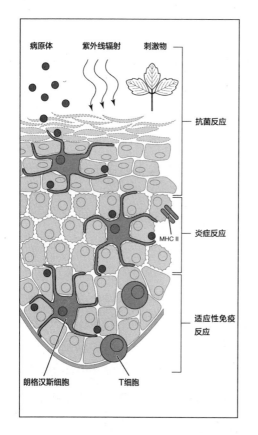

图28 皮肤的免疫系统在不同级别上起着保护皮肤和底层组织的作用。包括一种直接先天的或抗菌性反应，随后是由朗格汉斯细胞介导的适应性反应。詹妮弗·凯恩绘图。

简单地说，皮炎是皮肤的炎症。由于炎症可能是由外部刺激物或体内化学不平衡引起的，所以皮炎包括了多种类型的皮肤病。[11] 最常见的类型是接触性皮炎，是由于接触化学刺激物或微生物引起的。引发接触性皮炎的典型例子是毒葛（poison ivy）或毒栎（poison oak）。瘙痒几乎总是与皮炎一起发生，这是由炎症过程中机体产生的化学物质引发的。这些化学物质会刺激特定的瘙痒神经通路。抓挠所带来的短暂愉悦的缓解显然与它引起的轻微疼痛有关，这种疼痛会抑制与瘙痒相关的神经元活动。[12]

粉刺

当青少年的身体从童年过渡到成年时，他们会经历一系列的外在和内在的变化，其中一些变化表现在他们的皮肤上。皮肤对许多激素有反应，包括强有力的类固醇——睾酮，一种性激素。随着男女青少年体内睾酮水平的上升，皮肤会从真皮层的皮脂腺分泌更多的皮脂（脂肪和蜡脂的油性混合物）。

大多数情况下，这些腺体导管中的细胞会随着皮脂的产生而脱落。但当皮脂分泌过多时，里面的细胞和皮脂就会开始堆积，造成导管堵塞，形成粉刺。如果堵塞的物质变大并从导管中突出，就会出现开放性粉刺或黑头。如果堵塞的物质停留在皮肤表面以下，被称为白头。发炎的白头会形成小脓疱。很多护肤品都特别声明它们"不会引起粉刺"，也就是说，它们不会导致毛孔堵塞和小脓疱形成。当许多小脓疱同时出现时，被称为痤疮。脓疱性痤疮最具破坏性的表现是在面部、颈部、背部和胸部产生囊肿和深凹瘢痕。因为痤疮是由青春期睾酮分泌激增导致的，而男性的睾酮分泌更旺盛，对皮脂腺的刺激更强，所以男孩的痤疮往往更严重。

粉刺和痤疮并不是青少年的专利。成人也会因为激素水平的变化而长粉刺。这种"持续出现的痤疮"会给成人带来和青少年时期一样的情感创伤，因为对成人来说，随着年龄的增长，身体的炎症反应和愈合过程会减慢，可见的痤疮迹象需要更长的时间才能消失。痤疮通常不被看作会危及生命的疾病，但它在青少年和成人中引起的焦虑和抑郁有时甚至会使人们考虑自杀。这是因为，一个人的自我形象在很大程度上与他或她的皮肤外观有关，而我们不应该忽视痤疮对心理的影响。

疣

在人们相信痣能算命的时代，人们相信长疣是由摸蟾蜍引起的。事实上，疣是由人乳头瘤病毒引起的，可以通过人与人之间的接触传播。常见的疣呈圆形或不规则的形状，常见于手指、肘部、膝盖和面部。跖疣常在受压处，周围皮肤较硬。它们大多发生在脚底，可能侵入皮肤深处并伴有疼痛。跖疣常在皮肤的小范围内扩散，形成小块的疣。

疣很常见，特别是在儿童和青少年身上，但它不容易治愈。没有一种治疗方法对所有患者的任何疣都有效，因此存在多种治疗方法，包括局部药物（如水杨酸和精油）的应用和局部冷冻（冷冻疗法）。

生长纹

当皮肤由于快速生长而突然拉伸时，例如怀孕期间或体重增加，皮肤的胶原蛋白结构难以跟上增长速度，有时会导致生长纹（或妊娠纹）。生长纹最常出现在孕妇身上，由于激素和皮肤变形压力增加的共同作用，导致在腹部、臀部、大腿部，偶尔在乳房上形成粉红色或紫色的条纹。由于体重增加产生的生长纹，无论男女都会出现。随着时间的推移，生长纹会逐渐消退，变得不那么明显，但它们永远不会消失。现在美容市场上的许多产品都是为那些渴望防止或减少生长纹出现的消费者设计的。

酒渣鼻

面部皮肤会在动脉扩张或变宽时充血。当一个人紧张、激动或害羞时，他的脸会充血变红，几分钟后血液流动会恢复到正常状态。然而，有些人的血管扩张时间很长。对患有酒渣鼻的患者来说，他们的血管永久扩张，使面部皮肤像戴着红色面具一样。这种病症有时伴随着在脸部中央产生脓疱或红色实心的丘疹。能够减少炎症、红肿和瘙痒的凝胶和乳膏可以有效地治疗酒渣鼻。医生可以利用口服抗生素来治疗更严重的病例。如果不及时治疗，酒渣鼻可能会持续发展，皮肤血管壁继续扩张，皮肤变得更厚且粗糙。这种情况下对鼻子血管将造成长期影响，它被称为肥大性酒渣鼻。

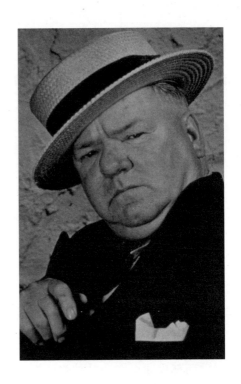

图29 已故喜剧演员W. C. 菲尔兹的球形鼻子就是由酒渣鼻造成的，这是面部血管永久扩张的结果。W. C. 菲尔兹电影制作有限公司和美国国家酒渣鼻协会供图。

　　已故喜剧演员 W. C. 菲尔兹患有酒渣鼻和肥大性酒渣鼻，导致他长出了一个又大又厚的球形鼻子（见图29）。酒渣鼻可以发生在任何年龄或肤色的成人身上，但它在浅肤色的人群中更为常见。

皱纹

　　每次你活动肢体或脸部的某一部分时，皮肤就会随之运动，产生称为动态皱纹的暂时性皱纹。随着时间的推移，皮肤在产生皱褶后的生理反弹能力逐渐减弱，一些动态皱纹，尤其是在面部常活动的区域，会变成永久或静态的皱纹。对一些人来说，皱纹是最明显，也是最可怕的衰老迹象。随着皮肤的老化，它的结构成分，特别是胶原蛋白和弹性蛋白会随着人体许多自然的化学变化而分解。当弹性蛋白分解时，面部肌肉正常活动对皮肤造成的机械压力会导致静态皱纹的出现。静态皱纹会随着皮肤变薄而产生，此时真皮和表皮之间的结构连接减弱，皮肤中的弹性纤维也逐渐退化。这些事件是皮肤注定的或自然的老化过程（见图30）。[13]

暴露在紫外线下会加速永久性皱纹的形成，紫外线是现在人们熟悉的造成皱纹的罪魁祸首。长期暴露在紫外线下，皮肤中的弹性纤维会在真皮内变成破碎和纠集的无定形团块。在光老化严重的皮肤上堆积了大量错乱的弹性纤维，导致形成饱经风霜、布满深刻皱纹的外貌。目前人们普遍认为，紫外线辐射是人类皮肤老化的主要环境因素，也是导致皱纹形成的最重要的外部因素。只要寿命足够长，每个人都会因为结缔组织不可避免的老化而产生皱纹，但紫外线照射会加速这些组织的损伤，从而加速皱纹的形成。如果想尽量减缓面部和颈部皱纹的出现时间，就应该避免长时间暴露在阳光下。

过去，大多数文化都认为皱纹是年长和智慧的标志。然而，在今天的许多工业化国家，人们普遍倾向于保持年轻的面貌，这使得皱纹成为人们恐惧和嘲笑的对象。青春和年轻的外表不断为各种媒体和企业所推崇，正如奥斯卡·王尔德（Oscar Wilde）描绘的道林·格雷被奉为榜样，而不是一个可悲的唯我论者。[1] 尤其

1　在王尔德的长篇小说《道林·格雷的画像》中，道林·格雷被描述成一个俊美得惊人的少年，而后续的悲剧也因这美丽的外貌而起。——编者注

是当下的女性，她们被鼓励去对抗皱纹，推动了旨在预防或消除皱纹和其他衰老迹象的治疗方法的爆炸式发展。下一章将更详细地探讨这一主题。

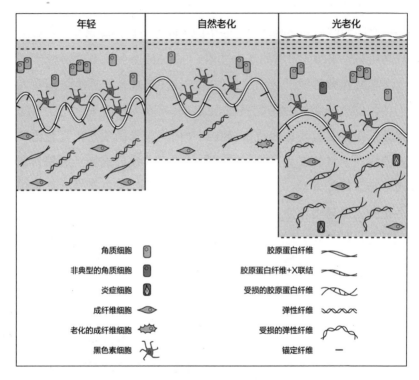

图30 年轻的皮肤在真皮层中含有高密度的胶原蛋白纤维和弹性纤维，在真皮层和表皮层之间有紧密的、指状的连接（波浪线处）。自然衰老的皮肤中这种连接（锚定纤维）较少，含有的胶原蛋白和弹性蛋白也较少，皮肤整体更薄。光老化（晒伤）的皮肤，由于紫外线辐射的破坏作用，会变得更厚，充满有缺陷的胶原蛋白和弹性纤维，并含有大量的非典型结缔组织和炎症细胞。光老化皮肤中受损的弹性蛋白会促使皱纹过早形成。随着胶原蛋白自然的老化，以及日晒的结果，皮肤会形成更多的交联（或X联结），使其机械性能变弱，柔韧性变差。詹妮弗·凯恩绘图。

带状疱疹

曾在体内引起疾病的病毒可以休眠数年，然后在某一时刻突然重新出现。引起水痘的水痘-带状疱疹病毒就是一个这样的例子。在令人发痒的水痘脓疱消失后的几十年里，病毒可以潜伏在脊神经的感觉神经节中。然后，由于目前尚不清楚的原因，病毒会开始复制并引发一种急性感染，称为带状疱疹。由于病毒存在于特定的脊神经中，带状疱疹会出现在特定的体表处。带状疱疹的暴发常在皮肤上沿某一周围神经呈带状排列，多发生在身体的一侧。大多数带状疱疹出现在上半身或腰部以下，但有时眼睛周围区域也会受到影响。对大多数患者来说，带状疱疹产生的不适通常在几周内消退，但对老年患者来说，在急性病毒感染结束后很长一段时间内会产生持久而剧烈的疼痛。

皮肤癌

皮肤癌不是一种单一病变，而是由紫外线照射损伤皮肤DNA造成的一系列疾病。日晒和皮肤癌之间的联系最早是在有北欧（主要是英国）血统的澳大利亚人中被发现的。在澳大利亚，这些人受到的紫外线辐射远远高于他们的祖先。不久，皮肤癌开始以前所未有的频率在这一人群中出现。人类皮肤的颜色是演化了很长一段时间、可能经过了几千年才形成的，其黑色素水平可以保护身体免受特定程度的紫外线辐射。对于生活在5万年前的人类来说，很少有人会去50英里（约80千米）之外的地方，超过几百英里的距离几乎是不可想象的。所以我们最近的生理演化根本不足以让我们准备好面对生活在离我们祖先所在地几千英里之外所产生的挑战。

皮肤癌在工业化国家的老龄化人口中很常见，而且越来越普遍，尤其是对那些生活中和旅行时经常暴露在阳光下的人来说。当人们去阳光明媚的地方度假时，他们常暴露在高水平的紫外线下，但这超过了他们身体所能承受的程度。"健康晒黑"并不那么健康。现在，很多在假期享受晒黑皮肤的人都是皮肤科医生的常客。由于近年来皮肤癌的发病率越来越高，它已成为皮肤科医生、皮肤生物学家、流行病学家和遗传学家的研究重点。[14]

皮肤癌分为两大类：黑色素瘤和非黑色素瘤。黑色素瘤皮肤癌是最严重的皮肤疾病，其死亡率很高。非黑色素瘤皮肤癌（基底细胞癌和鳞状细胞癌）虽受到关注，但很少致命。

基底细胞癌（BCCs）占非黑色素瘤皮肤癌的70%～80%，是人类最常见的癌症。剩下的20%～30%的非黑色素瘤皮肤癌是鳞状细胞癌（SCCs）。[15]当皮肤细胞分裂最活跃的部位（见图2）——表皮的基底层发生变化时，就会产生基底细胞癌。由表皮角质细胞的鳞状层改变引起的是鳞状细胞癌。当表皮细胞的DNA损伤（主要由紫外线辐射引起）得不到修复，或受损的细胞没有从该区域移除，DNA受损的细胞会发生转化，并开始不受控制地复制。起初，这种复制在皮肤内形成一小群突变细胞的克隆体，但如果这个过程持续足够长的时间，就会成为可见的肿瘤。这些肿瘤起初通常很小，颜色较浅。基底细胞癌生长速度比鳞状细胞癌慢，也很少扩散到皮肤以外（很少转移）。鳞状细胞癌具有更强的侵袭性，可以在皮肤下生长，入侵其他组织。[16]

非黑色素瘤皮肤癌在深色皮肤的人中很少见，但在浅色皮肤的人中的发病率正在提高。这一趋势不仅在被太阳晒了几十年的老年人中很明显，而且在 40 岁以下的成人，特别是年轻女性中也很明显。[17]后者发病率的上升可能是由于人们越来越多地暴露在阳光下，而且没有涂抹防晒霜或未穿防护服造成的，并且相信晒黑的肤色是健康的这种谬论，甚至那些皮肤不适应抵抗强紫外线的人也相信这一谬论。

黑色素瘤比非黑色素瘤罕见得多，但会产生更为严重的后果。与影响表皮结缔组织细胞的基底细胞癌和鳞状细胞癌不同，黑色素瘤影响产生黑色素的黑色素细胞。黑色素瘤在白皙皮肤的人中更为常见，尤其是那些皮肤非常浅、有雀斑和红头发的人。这种易感性的模式与调节人类正常色素沉着的 MC1R 基因的变异有关。[18]黑色素瘤是一种侵袭性癌症，但与人们普遍认为的相反，它并不总是致命。如果黑色素瘤在早期就被发现，也就是在它们侵入身体更深、更远的组织之前，其治愈率很高（见图 31）。当黑色素瘤扩散到身体的其他部位并在那里建立起血液供应后，它们就很难被治愈了。[19]黑色素瘤通常表现为皮肤表面的黑色病变，但并不总是如此。

正常状态	黑色素瘤	标志	特征
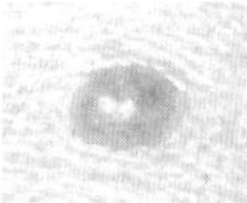	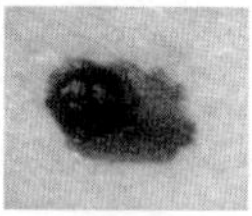	不对称 （Asymmetry）	痣的一半与另一半不对称
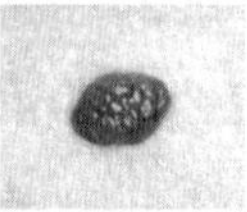	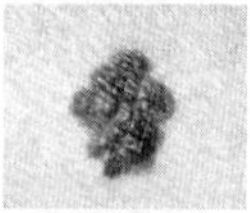	边界 （Border）	痣的边缘不整齐或不规则
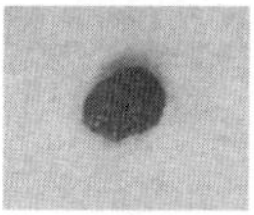	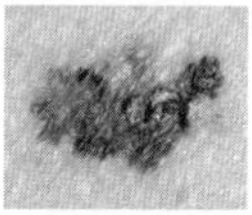	颜色 （Color）	痣的颜色不均匀
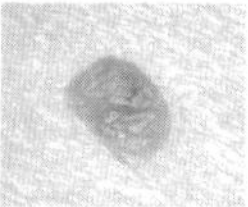	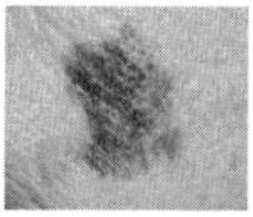	直径 （Diameter）	痣的直径比铅笔头的橡皮还大

图31 识别皮肤癌的视觉指南，使用"ABCD"方法分别检查不对称、边界不规则、颜色可变或直径过大。美国国家癌症研究所供图。

在工业化国家，特别是在较年轻的群体中，皮肤癌发病率的上升非常令人担忧，因为它预示着未来几十年里皮肤癌的发病率将有更大的增长。像其他由人类行为或环境引发的癌症一样，皮肤癌最好的治疗方式是预防。最有效的预防措施是避免过度或无保护的日晒，特别是如果你皮肤颜色较浅，天生发色为浅色。此外，医生还强调自我检查癌前病变的重要性。这是一个简单的过程，通过学习识别痣的外观与病变的简单差别就可以做到：它不对称吗？它的边界不规则吗？它的颜色是不均匀的吗？它大得不正常吗？图 31 根据美国国家癌症研究所向公众提供的免费图像，为我们发现可疑皮肤痣提供了简易的视觉指南。[20]

第十章 打扮皮肤，表达自我

当我们赤裸地站在镜子前时，皮肤提供了关于我们的很多信息：我们的年纪如何，我们过着怎样的生活，我们的健康的大体状况，我们的祖先曾经处于怎样的自然环境。但是，我们的皮肤传达的不仅是我们生活中最基本的生物学事实。由于人类独有的主动改变皮肤外观的能力，我们的皮肤也对外宣布着我们希望别人认知的身份和个性。千百年来，皮肤一直是我们与某个群体或某种信仰密切相关的声明，是我们如何看待世界以及我们希望别人如何看待自己的简略表达，即使在我们死后也是如此。[1]

灵长类动物是以视觉为主导的哺乳动物，这一特点异常鲜明。它们主要通过视觉线索来收集周围动物的信息并做出判断：从一个动物的大体外观和皮毛颜色的模式，判断它是否属于同类；基于它的姿势和面部表情，推断它是否友好；它是否展现了某种信号，让它可能成为潜在的性伴侣。作为灵长类动物，我们学会了"以貌取人"。这种对其他动物的外表和意图，以及我们周围环境进行快速视觉评估的能力，于生存而言至关重要。

在我们的演化过程中，我们在灵长类动物的信息线索清单上增加了很多项目。我们还会利用触觉和听觉以及高度演化的语言交流技能，收集彼此和周围环境的信息，但这些信息都没有取代以视觉为主的数据收集模式。今天，人类不仅以视觉为主导，甚至应该说是痴迷。在现代社会，随着数字媒体的发展，人们越来越多地通过海量的图像和听觉信号来了解世界和彼此，外表占据了压倒性的地位。我们通过一个人的外表——主要是皮肤及对其的改造，还有服装和珠宝——来传达第一印象。而第一印象承载了过多的比重，它常常无意识地为我们随后的互动提供背景和引导。[2]

人们将皮肤当作画布，用来传达身份、社会地位、社会需求以及性需求。人们刻意改变皮肤外观已经有几千年历史了，可能还会持续下去。由于皮肤很少被保存在化石记录中，我们不能准确重构这种文化习俗最古老的样子，但是考古记录确实提供了大量的证据，证明早在旧石器时代晚期，人类已经通过各种方法来改造皮肤。以木乃伊化的皮肤作为直接证据，证明距今大约1万年前的新石器时代，皮肤装饰就普遍存在了。

因此，从广义上讲，人体艺术的历史悠久、复杂、有趣（我有意用了"艺术"这个词，因为人们在装饰皮肤时是出于个人和文化审美而做出选择的）。最初的改造可能是在皮肤表面留下暂时的标记，这决定了人体彩绘和化妆品的早期形式。随着人类技术的发展，更永久的改造方式出现了——文身、穿孔、瘢痕，能够主动地、相对安全地破坏皮肤屏障。

现代，一些可以被称作身体和皮肤自我表达或者身体和皮肤艺术的活动有了惊人的发展。这些追求反映了当代人对"外在"的关注，人们会通过节食、健身、整形手术或变性等方式努力改造和重置自己的肉体，这些活动通常涉及复杂的技术或者高强度的体力、意志力和疼痛。[3] 我们在过去的一个世纪中见证了惊人的科技发展，这些技术使我们能够用自己的皮肤做出个人声明。其中一些技术的发展，如整形美容外科，诞生于在两次恐怖的世界大战中惨遭毁容者对外貌修复的迫切需求。[4] 与许多医学和技术一样，用来修复损伤或缺陷的技术很快被用于其他目的——改善外观或功能。在当今工业化国家，可以做到通过调整皮肤的颜色和质地来改变皮肤本身的基本结构。美黑、美白，以及用各种各样的方法使皮肤显得更年轻，这些都能通过提供足够的时间和金钱来实现。总之，21 世纪的人类，可以将数千年来积累的丰富多彩的材料和技术用在皮肤上来表达自己。

人体彩绘和化妆品

最早用来改变皮肤外观的方法是用天然颜料给皮肤上色。考古发现距今 7.5 万年前就存在颜料，表明在人们用衣服遮盖身体之前，他们就会用颜料来装饰自己的身体。[5] 这并不令人惊讶。毕竟，现代人的祖先来自赤道地区，在那里衣服大多是多余的。另外，在身体上绘画只需要颜料和想象力，不用其他任何技术，而最简单的缝制衣服也需要切割工具、锥子、针和其他工具。

来自各大洲的人种志报告，记录了人们广泛使用红赭石（赤铁矿）进行人体彩绘的历史。其他颜色有来自黄赭石（褐铁矿）的黄色，软锰矿（锰）的黑色，灰、白垩或石灰的白色，以及其他矿物颜料。红赭石常见于旧石器时代遗址，考古学家在南非布隆伯斯洞穴的中石器时代遗址发现了蜡笔状、抛光的赭石尖，据信它们是用来装饰身体的。[6]到了八九千年前，岩画、彩塑和雕刻记录下了精致的人体彩绘，表明它们在北非和西亚的普遍性。

尽管各种赭石和黏土可能是人体彩绘颜料的最早来源，但地面矿物和植物颜料，如科尔（kohl）、靛蓝（blue woad）和乌鲁库（urukú）在 5000 年前就开始使用了。科尔是一种常以锑为原料做成的颜料，起源于约公元前 3000 年的古埃及。靛蓝是古代英国人用来给皮肤着色的蓝色染料，它是将欧洲菘蓝的叶子研成粉末后并发酵制成的。南美洲有许多生活在赤道一带的土著民族使用乌鲁库，这是一种提取自乌鲁库种子（胭脂木）的外种皮的红色颜料。今天在工业化国家销售的"环保"化妆品中经常含有乌鲁库。[7]

虽然在现代世界的大部分地区，传统的人体彩绘都在衰落，但在靠近赤道的非洲、南亚和新几内亚的文化中仍保留着这种做法（见图 32）。当早期的人类开始离开他们最初演化的热带地区时，穿合身的衣服成为一种应对恶劣环境的重要方式。可以预见人体彩绘会逐渐衰落，并只保留在那些没有衣服覆盖的部位：手、脚，尤其是脸。

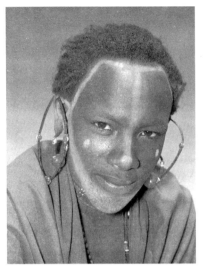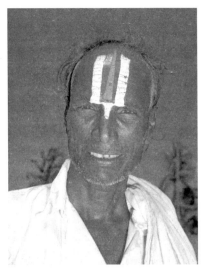

图32 一位来自坦桑尼亚的马赛族莫兰（战士）用赭石和动物脂肪做成的糊状物涂抹脸部，以突出自己的五官（左图）。在印度南部的马哈巴利普兰，一位前往寺庙的朝圣者，他的额头上有类似的涂抹，他用白色黏土沿着一条红色黏土或其他颜料的边描绘出生动的条纹图案（右图）。在世界上许多地方都独立发展出类似的面部装饰图案，特别是用来突出额头和眼睛的。爱德华·罗斯供图。

最早被广泛使用的化妆品——专门为脸部皮肤制作的人体彩绘似乎出现在古埃及，在那里存在各色用于装饰面部的粉末、有色矿物和其他化合物，无关性别，不论生死（见图33）。[8] 化妆品包括天然含铅的化合物以及通过"湿化学"[1] 技术有意制造的其他化合物，这些技术涉及在简单的"实验室"中进行受控的化学反应。这标志着化妆品工业的开始。

---

1 湿化学一般是指在液态下进行的化学反应，在理论化学及计算化学问世之前，大部分化学领域的发现都是以湿化学为主，也称为古典化学。

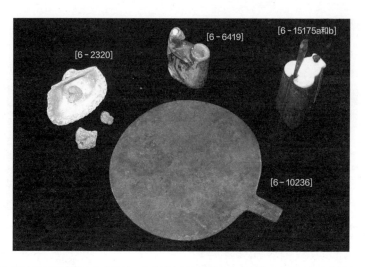

图33 图中展示了古埃及的化妆品、化妆品容器和铜镜。大多数埃及化妆品是由含铅化合物制成的，有些是天然存在的，有些是自主生产的。男性和女性在生前和死后都会使用面部化妆品。从左到右：贝壳和矿物颜料[6 - 2320]，铜镜[6 - 10236]，猴子状科尔罐[6 - 6419]，科尔管和涂抹器[6 - 15175a和b]。菲比·赫斯特人类学博物馆和加利福尼亚大学董事提供，妮娜·雅布隆斯基（Nina Jablonski）拍摄。

这些早期的埃及化妆品色板中包含使眼睛边缘变黑的科尔，使眼睑变绿的孔雀石粉，以及使嘴唇变红的红赭石或洋红。[9] 为了突出这些特征，脸的大部分还涂上了厚厚的铅白。铅白是碳酸铅和氢氧化铅的混合物，我们今天认识它是因为在过去的日子里它是家用油漆的基础成分。事实上，铅白毒性很高，但人们在几个世纪里将其广泛用作化妆品都没有认识到这种危险性。将铅白涂在脸部的做法不仅在古埃及很普遍，直到 19 世纪初，在古希腊和整个欧洲也很普遍。[10] 日本艺妓异常白的脸是将大量的米粉或铅白粉与水混合制成薄浆，然后涂在脸上形成的。铅白不仅能使惨白的脸色同眼睛和嘴唇的颜色呈现出戏剧性的对比，还能遮盖皱纹和天花造成的难看瘢痕。应用白色底来强调黑眼睛和红嘴唇仍然是世界各地传统戏剧的主要手段（见图34）。

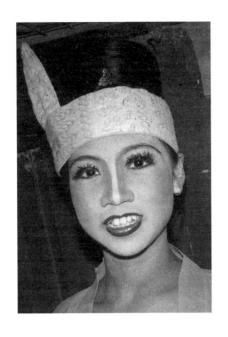

图34 一位来自缅甸曼德勒的女舞蹈家，她的白脸突出了描黑的眼睛和发红的嘴唇。在世界许多地区，这种面部化妆方式仍然是戏剧传统的一部分。爱德华·罗斯供图。

人体彩绘和化妆品在工业化国家的历史是复杂而迷人的。在过去的150年里，围绕人类对短时自我装饰的嗜好形成了一个真正的产业。这些产业得益于人们能够看到其他人的图像（通过绘画、素描、摄影、电视、电影和互联网传播），大众对有吸引力的"外表"的渴求，以及现代技术的提高，使精致化妆品的迭代生产成为可能。近几十年来，化妆品逐渐与时尚联系在一起，结果就是随着季节变化的时尚潮流让我们的妆容千变万化。绝大多数化妆品的设计和销售是面向女性的，主要是为了突出身体的某些部位，比如眼睛、眉毛、嘴唇和脸颊，这些部位在传递情感信息和表达性吸引力方面能起到重要作用。

从古埃及的科尔开始，到最近的各种睫毛膏、眼线和眼影，强调眼睛大小和眉毛轮廓的产品对女性来说一直很重要。这些化妆品的吸引力在于它们除了能突出眼睛的大小，还能拉近眉眼间距；使外眼角上翘，就像在微笑一样；使扬眉更明显，扬眉是指眉毛短暂扬起所产生的微表情，表示认可和关注。这些作用中的前两个涉及区分女性面孔和男性面孔的面部特征。成年女性的大眼睛被认为更像孩子或者新生儿。由于儿童早期脑和脸的上半部分发育快，使得儿童的眼睛看起来比较大。对女性来说，青春期时脸的下半部发育通常不如男性明显，这使眼睛在女性面部占比更大。[11]

同样值得重视的是那些强调嘴唇大小和颜色的产品。[12] 在言语交流和接吻时，嘴唇具有重要作用，它帮助我们与他人建立社会联系和身体的亲密关系。增添脸颊颜色的化妆品也非常受欢迎。容光焕发的脸颊与情感和身体健康有关，它可以使人联想到年轻时的红润、性兴奋的潮红、激烈的体育运动，或休闲度假后展现出的古铜色面容。胭脂最早的大规模生产可以追溯到 18 世纪末的法国，在那里它们的年销售量估计超过 200 万单位。[13] 自此，化妆品的使用和销售一直在稳步增长，只是偶尔会出现一些小的中断。

文身

文身是另一种古老的人体艺术形式，似乎是一种普遍存在的人类实践。其出现至少可以追溯到新石器时代，它可能是最早的、不可逆转的身体装饰形式。已知最古老的文身是第二章描述的新石器时代晚期冰人奥兹的文身，他被冰冻的尸体发现于阿尔卑斯山的冰川中。他的皮肤保存了近5000年，上面有14组永久性的文身，大部分文身是分布在脚踝和背部的短而平行的黑线，这些文身似乎是将煤灰擦在皮肤上，然后在皮肤上刺小孔，将黑色的残留物推入小孔中而产生的。[14]在俄罗斯西伯利亚阿尔泰边疆区发现的帕兹里克人冰冻古墓中，有4具4500年前的尸体，他们的身体被奢华的文身装饰着，这些文身描绘了现实和神话中的动物形象。[15]

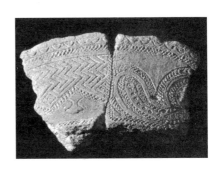

图35 在太平洋岛屿上的古代拉皮塔文化中，复杂的几何图案被用来装饰家居用品和人自身。类似的图案也出现在古代陶器、现代树皮布和文身中。在许多拉皮塔遗址中发现的文身针证明了太平洋岛屿上早期民族文身的古老习俗。帕特里克·V.基尔希（Patrick V. Kirch）供图。

中王国时代的埃及贵族女性木乃伊尸体上也有文身，《圣经》中禁止文身的禁令大约可以追溯到同一时期（《利未记》19:28）。在3000～4000年前，文身在斯堪的纳维亚半岛、环极地区、美洲和大洋洲都很常见；一些最精致的文身——那些来自太平洋中南部诸岛的文身似乎也有古老的起源。考古学家在太平洋岛屿的古代拉皮塔（Lapita）文化中心的遗址中发现了文身的工具（针和梳状器具），时间可以追溯公元前1200年至公元前1100年，大量的证据表明文身的设计和图案与树皮布和拉皮塔陶器使用的图案有关（见图35）。[16]

有很多著作探讨过文身的含义，而大多数权威人士认为文身的吸引力在于它代表了一种持久的刻印，传达了归属、纪念和保护的重要性。文身可以表明一个人隶属于某一社会单位。例如，在一些传统的亚洲社会中，女性的面部文身在他们的文化中被认为是美丽的，但在外人看来却是一种侮辱；一些群体用这些面部文身使女性与团体更紧密地联系在一起。文身用装饰过的表面来代替皮肤的实际表面，在这一过程中，文身表面体现出一种自我伤害和自我防卫的矛盾特质。因为这些装饰通常是永久性的，文身的皮肤永远无法恢复到婴儿时期那般明净。[17]

几千年来，文身一直是大多数人类文化中不可或缺的一部分，但在早期基督教时代，文身在大多数欧洲国家是不受欢迎的，这可能与《圣经》禁止文身的禁令有关。在随后的几个世纪里，西方世界开始将文身与一些不光彩的社会边缘元素联系起来，比如囚犯和妓女，或者将其与原始和异国情调联系起来，因为某些文身依然存在于世界的其他文化中。在犹太传统文化中，文身曾经是不受欢迎的，而且在某些圈子里仍然不被认同，因为人们觉得这是一种邪恶的行为。

最近有关文身的书籍强调了历史上文身存在的普遍性，试图使其普遍化和正常化，以再次吸引现代主流受众。[18]然而，关于西方历史中文身的方法和动机我们知道的并不多，因为与文身相关的亚文化和社会因素直到大约20世纪才被记录下来。

今天，文身是最受欢迎的永久性皮肤艺术形式，据估计，工业化国家有8000万人热衷于展示某种形式的文身。文身的吸引力不仅在于它的永久性，还在于这种媒介所带来的极具魅力的表达特性（见图36）。在皮肤这块大画布上可以创作各种大小、颜色和复杂的图像。令人意外的是，选择文身的人一般不会后悔。大多数文身是经过深思熟虑才进行的，它们的优点在于持久存在。文身图案一旦印在皮肤上，就会成为对某件重要的生活事件不可磨灭的纪念，不像纪念T恤或染发那样只是暂时性的。在服装、化妆品和发型越来越相似的全球化世界中，文身是个性的永久反映，是对信仰和情感的深思熟虑的表现，是表达个性独特而有力的方式。[19]

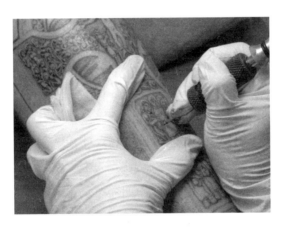

图36 文身时会用一根锋利的空心针将少量的永久性墨水注入真皮层。上图显示艺术家基拉·奥德在给丹尼尔·麦库恩的小腿前部文上复杂的凯尔特十字架。她需要在无菌条件下给他文身，以减少感染的风险。该图体现了现代文身的特性——丰富的细节，为身体量身定做，用来纪念人生中改变一生的事件。图中的十字架使丹尼尔回忆起他和父亲在爱尔兰的难忘之旅。基拉·奥德供图。

对许多人来说，文身象征着对某一团体或阶级的永久可见的承诺，因此是一种归属或分裂的象征。尽管文身通常是自愿的，但也存在非自愿的文身，以表明个人是某一特定群体的成员。在这些标记中，帮派或监狱文身是最有说服力的群体成员声明。文身也常常象征着浪漫的关系，比如文上某个有意义的符号或情人的名字。当生活环境发生变化，人们不愿意继续表达承诺时，例如，与帮派决裂，或者浪漫关系破裂，人们可能会试图去掉文身。现在通过各种类型的激光手术可以去除文身，但这一过程既昂贵又漫长。[20] 激光去除文身在20世纪80年代首次引入时给一些人的身上留下了瘢痕，90年代开发的新方法已经消除了这一问题，但是该过程仍然会导致治疗区域暂时丧失正常的皮肤色素。

现代文身按风格分类，其中最流行的是传统风格、部落风格和帮派风格。自20世纪80年代以来，文身在工业化国家越来越受欢迎，部分原因来自"名人文身"的兴起。安吉丽娜·朱莉和布拉德·皮特等娱乐界的文化偶像开始在引人注目的社交活动中炫耀自己的文身后，文身突然为大家所接受，甚至是令人向往的。随着文身的传播，用来描述个人设计和风格的专有名词也随之发展起来，现在像"黑暗""老派""监狱""野性风格"这样的词语就能唤起特定的意象风格。如今在发达国家，许多想文身的人在选择文身的设计和构图，以及创作文身的艺术家时，会非常谨慎，有时他们会花费巨资到其他城市聘请一位著名的文身艺术家，或者参加许多新近流行的人体艺术集会。

使用皮肤文身转印（"临时文身"）或在皮肤上涂抹半永久性的颜料，可以达到类似文身的美学效果。作为传统艺术的散沫花（henna，也音译作海娜）皮肤画，或曼海蒂（mehndi），属于后一类。曼海蒂最初是一种在妇女手脚上用散沫花染料绘制复杂图案进行装饰的传统方法。这个传统起源于北非和中东国家，12世纪由莫卧儿人带到印度。曼海蒂最初是给准新娘做的，近几十年来作为一种自我装饰的方式在亚洲和西方的女性中流行起来（见图37）。曼海蒂通常可在皮肤上保持7~10天，有时长达6周，这取决于涂抹后过多久清洗皮肤以及随后几周的清洗次数。尤其对新娘来说，用散沫花绘制一个复杂的图案被认为是重要的美化仪式，整个过程可能需要花费6个小时。[21]

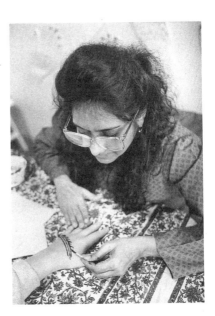

图37 曼海蒂艺术家拉维·卡托拉（Ravie Kattaura）用散沫花在皮肤上作画，这种散沫花染料具有半永久性，通常持续7~10天，有时甚至长达6周。传统上，绘制曼海蒂的仪式和完成后的效果一样重要。卡洛琳·柯普（Caroline Kopp）摄影，© 1992 California Academy of Sciences。

穿孔和瘢痕文身

穿孔、瘢痕文身和烙印是各大洲土著文化中普遍存在的习俗，暗示了其古老的起源。在衣服的使用和需求还没有普及的早期文化中，穿孔很可能是一种将具有装饰性的贵重物品贴身携带的固定方式。文身更常见于浅色和棕色皮肤，瘢痕文身和烙印更常见于深色皮肤。黑色素含量高的皮肤更容易形成明显的瘢痕疙瘩，使得隆起的图案在深色皮肤上明显可见。

和文身一样，过去20年里穿孔在工业化国家也越来越流行。在西方，穿孔常被认为是女性的专利，因为她们希望用一种永久性的方法将珠宝挂在耳朵上，但从各方面来讲，穿孔已经变得更加普遍，涉及男性和女性身体的许多部位。在耳朵以外的面部穿洞是最流行的形式，它们是20世纪80年代流行的打多个耳洞的延伸。在过去10年中，面部穿洞变成一种常见的时尚，甚至在商场的店铺中就可以进行简单的穿孔。

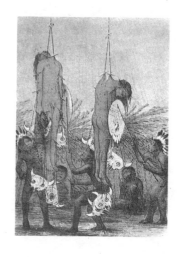

图38 传统的身体穿孔包括极端的自我折磨，比如用多个钩子刺穿胸部和背部的皮肤，类似印度教苦行僧有时做的那样，或用钩子强行插入胸壁将身体悬吊起来，就像艺术家乔治·卡特林此处描绘的著名的曼丹人体悬挂仪式或奥基帕仪式一样。这幅1867年的画描绘了1835年前后举行的仪式。

在西方，于身体的其他部位穿孔首先与施虐受虐式的关系，以及20世纪70年代的现代原始主义运动联系在一起，这种运动试图克服现代科技和工业化对感官的麻痹，鼓励将永久性的身体修饰作为精神探索和个人表达的形式。这些做法的灵感来自亚洲的苦行僧和美洲的土著战士，他们试图通过自我折磨的形式来表达他们的精神力量，比如用挂有重物的钩子刺穿肉体或用钩子将身体悬吊起来（见图38）。20世纪70年代和80年代的朋克摇滚表演者效仿了更为传统的穿孔艺术。他们将自残作为行为表现，进行了极端的身体装饰，以便在现实生活中表达"反时尚"的态度。[22] 行为艺术家史帝拉（Stelarc）拥抱了不同的理念，他实施了身体悬吊术，作为他不断努力摆脱皮肤的束缚，企图消除公共空间和身体内部之间障碍的一种表达（见图39）。对他来说，身体悬吊是"引力的一种表现，是克服它的表现，或至少是抵抗它的表现。拉伸的皮肤是一种引力的风景画"。[23]

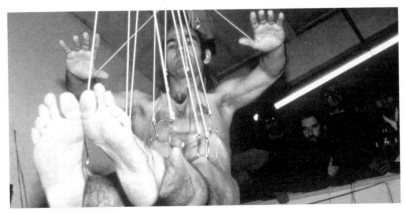

图39 行为艺术家史帝拉的作品对我们把皮肤看作一种屏障的概念提出了质疑。史帝拉完成了27次身体悬吊术，这些钩子插入了身体不同位置的皮肤。这些身体悬吊意在传达人类对飘浮或飞翔的渴望。用艺术家的话说，"缆绳（从钩子中引出）是张力线，这是悬浮体视觉设计的一部分"。他将自己拉伸的皮肤描述为"引力的风景画"。纺织悬浮，艺术空间，西宫，1987，© Stelarc，由H. 施泰因豪斯（H. Steinhausser）摄影。1995年同保罗·阿特佐里（Paolo Atzori）和科克·伍尔福德（Kirk Woolford）的采访。

和文身一样，人体穿孔也产生了自己的术语来描述穿孔的类型、风格和区域。私密的身体穿孔涉及越来越流行的在两性的乳头和生殖器部位穿孔，这种穿孔既体现了个人寻求另类的性表达形式，也体现了类似其他形式的永久性身体艺术所包含的对个人和群体身份的声明。[24]

瘢痕文身是一种装饰皮肤的方法，它根植于当皮肤遭受严重烧伤或深度割伤后人体自身形成的可见瘢痕，特别是在深色皮肤的人身上黑色素高度沉着的瘢痕疙瘩。瘢痕文身可以通过烙印或结疤形成。烙印是将热的金属片先制成想要的形状，在加热后放在皮肤上以产生二度或三度烧伤。由于烧伤造成的瘢痕通常比原本损伤的区域大得多，所以不适合太复杂的图形，其设计往往比文身简单得多。一些人体艺术家最近开始使用外科用的激光来雕刻"烙印"。[25]结疤是由受过专门训练的专家进行的，他们在不用墨水的情况下用尖刀或手术刀切割皮肤。通过用小刀或刺状刀在皮肤上割出小的切口，然后用木炭覆盖伤口以形成凸起的瘢痕组织，可以制作复杂精细的图案（见图40）。[26]覆盖切口的木炭（或其他刺激物）会产生一个永久性的瘢痕，永不褪色，不过随着时间的推移它会稍微变得不那么明显。

装饰性瘢痕常被用来记录一个人生命中的重要阶段。在世界各地的土著文化中，这种仪式性的瘢痕在有些地方曾经是或现在仍是一种对成年的文化认定。尽管随着西方的外表标准开始侵蚀非西方文化，传统的装饰瘢痕越来越不受欢迎了，但在非洲的部分地区和一些波利尼西亚群岛上，装饰瘢痕仍然盛行。切刻皮肤的疼痛被认为是仪式的重要组成部分，因为它创造了一种不可磨灭的记忆,童年已经成为过去,就像刀子切割皮肤一样给意识留下了印刻。

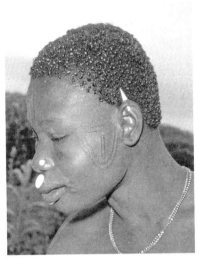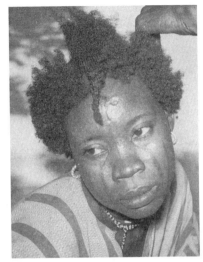

图40 尼日利亚和喀麦隆边境的曼达拉山区,一名努比亚妇女的脸上布满了精致的装饰性瘢痕(左图)。这种瘢痕是通过结疤形成的:用一把锋利的刀划破皮肤,然后在伤口处放上木炭或其他物质形成明显的瘢痕。尼日利亚达马图鲁的一名卡努里妇女脸颊上有深深的垂直瘢痕(右图)。这是通过在真皮上划出干净平整的切口造成的。在这两个案例中,年轻女性的脸上都留下了瘢痕,预示着她们进入成年期,并凸显了她们的美丽。爱德华·罗斯供图。

白皙之外的选择

几个世纪以来,人们基于肤色判断不同人群的性格、潜能和吸引力。在欧洲列强殖民非洲并将非洲大陆视作原材料和劳动力来源的几百年里,人们将黑皮肤与一系列不受欢迎的人格特征和道德缺陷联系在一起,是为了使奴隶贸易合理化。从启蒙运动到 19 世纪期间，欧洲及美国的哲学家和自然历史学家开始投身肤色起源的研究，然后将他们的结论推广到所有人群中。洛伦兹·奥肯（Lorenz Oken）在他 19 世纪早期的《自然哲学手册》（*Handbook of Natural Philosophy*）中将他所称的"摩尔猿人"和人类白人做了区分。前者的皮肤是黑色的，会隐藏肤色的变化从而无法表现出内心的情感。而后者的皮肤是白色的，使其内心的情感得以流露。深肤色人缺乏明显的脸红反应，这被视为他们缺乏道德情感，尤其是羞耻感的证据。因此，深肤色的奴隶被认为缺失作为人该有的道德感，从而被降到了非人的地位。这种反常的逻辑使得奴隶贸易的持续以及对奴隶的暴行得以正当化。[27]

在欧洲文化中，对浅肤色的推崇由来已久。在与欧洲人接触之前，非洲和美拉尼西亚的一些通常肤色较深的人群似乎也存在对浅肤色个体的偏爱，尽管在另一些社会群体中存在相反的情况。浅肤色同地位和潜能之间的正向社会联系被称为"肤色主义"或"肤色区分论"。将浅肤色与婴儿期和女性联系起来（在第五章和第六章中讨论过的）可能引导了之后将浅肤色与年轻人的纯真、较高的女性气质和被宠爱的特权联系起来的文化观念。这也使得人们希望有更多的时间能在室内休闲，远离可能会使皮肤变黑的户外体力劳动。因此，拥有白皙的皮肤成为地位更高、更时尚的表现，尤其在女性当中被视为性感的象征。关于白皙皮肤的文化曾经存在，现在仍在，无处不在。[28]

这种思想不仅从根本上影响了个人的审美，还推动了致力于使人类皮肤暂时或永久变白的行业发展。在亚洲的许多国家，大多数女性极力避免在太阳下待太久，并使用皮肤美白剂美白皮肤。在肤色通常较深的国家，皮肤漂白剂（主要是对苯二酚制剂，也有有毒的含汞产品）变得越来越受欢迎，现在占据化妆品总销售额的很大一部分。[29]在全球营销的推动下，越来越多的贫困国家（包括赤道地区）的人们，普遍希望肤色变白或变浅，但在这些地区，正是黑色素沉着使人们远离高水平的紫外线辐射的伤害。在多元文化的国家，激进的美白产品营销通过鼓励获得理想的白皙皮肤，促进了肤色主义的传播，形成了一种有害且令人不安的社会趋势。

到了20世纪50年代和60年代，北半球的大多数非农业劳动者常常待在室内，比如在家、办公室或工厂。就在这时，出现了一个矛盾的社会现象：在那些具有欧洲血统的人中，晒黑的皮肤开始被赋予正面的意义，这主要是因为女性名流追随时尚潮人可可·香奈儿（Coco Chanel）开始在公共场合炫耀自己的"假日晒黑"的早期引导。被太阳晒得黝黑的皮肤，与户外的艰苦劳作和穷人的辛苦劳动无关，而是被称为"健康的小麦色"，与在阳光明媚的度假胜地享受奢华假期和悠闲的日光浴联系在了一起。突然间，一个被人侮辱了几个世纪的造型，因为它的不寻常和所代表的特权变得时髦起来。

当今大部分人仍有对肤色的不理智的追求。在世界上的许多地方，天生肤色深的人正越来越多地寻求使皮肤变浅的方法，而天生肤色浅的人则试图找到使皮肤变深的新方法。这些愿望的悖论表明肤色影响了人们看待自己和彼此的方式，并体现了与高社会地位相关的形象有着强大的影响力。

如今，美黑仍然是一种流行的消遣方式，我们可以在沙滩上晒太阳，或躺在日光浴沙龙的紫外线灯下，或涂抹使皮肤变黑的化学物质。自然或人工紫外线辐射产生的深色皮肤，将造成皮肤过早老化和皮肤癌，最终为个人和社会带来巨大负担，对于澳大利亚、美国佛罗里达州和美国西南部的浅肤色居民更是如此。在过去的 20 年里，医学界权威人士一直警告不要美黑，因为增加紫外线照射会导致皮肤癌的发病率激增。对于育龄妇女来说，休闲美黑（在自然阳光下或人工紫外线照射下晒黑）、叶酸缺乏也可能和婴儿的出生缺陷存在联系。尽管存在这些重大风险，许多人仍然认为美黑是一种时尚，是健康的标志，这推动了美洲和欧洲大型室内美黑行业的发展。[30]

对于那些想要晒黑的肤色，但也意识到暴露在紫外线下是有风险的人来说，仿晒产品已经成为一种流行的选择。一个人可以通过在皮肤上涂抹含有二羟基丙酮（DHA）的乳液来仿造晒黑的颜色。DHA 与表皮的成分发生反应，产生"类黑色素"或与黑色素相关的化合物，在涂抹乳液数小时后皮肤将呈现橘棕色。[31] 当表皮角质层脱落时，假晒黑的颜色会消失。数以百万计皮肤白皙的人希望把皮肤晒成古铜色但并不想得皮肤癌，这一愿望现在催生了一个价值数百万美元的仿晒行业，涉及欧洲、美洲和澳大利亚几乎所有主要生产化妆品和身体乳液的制造商。[32]

改变画布质地

小说家卡夫卡感叹说，皮肤这件衣服是人类一辈子唯一必须穿的衣服。他听任皮肤不断衰老、松弛，他认为皮肤"不仅是一件衣服，也是紧身衣和命运"。[33] 卡夫卡也许会欣赏今天医学和美容技术的进步，这种技术不只是通过化妆品改变皮肤的外观，还可以使其恢复青春。随着寿命的延长，保持年轻的外表，与保持身体的年轻和性活动水平是密切相关的。担心皮肤不再年轻，一度是大多数中年女性的心病，现在这种担忧已经蔓延到男性、青少年和男女青年身上了。

浏览流行杂志，我们很快就会发现如今有各种各样的技术可以使皮肤重回年轻状态或延缓衰老的过程。多年来，整形医生做的拉皮手术被认为是收紧老化皮肤（以脸部皮肤为主）和消除皱纹的主要手段。虽然各种整形手术仍然是皮肤美容的标杆，但为了改善皮肤外观而新开发的表面治疗法和可注射化合物，在这一领域引起了革命性的改变。

大约从1990年起，使皮肤恢复青春活力的行为已经走向大众化。许多新的皮肤护理比整容更便宜，使得中产阶级也可以追求年轻的皮肤，而在以前只有非常富有的人才会这样做。同样重要的是，那些"做过整容"的名人不再是人们的笑柄，而是经常被媒体描述为不老榜样。电视节目，如《改头换面》（Extreme Makeover），有时展示夸张的外科和非外科整容过程，使外观改造和皮肤优化成为人们的消遣节目。号称能让皮肤恢复活力的手术和材料多种多样，而且其种类还在不断增加，而这种增长带来的经济前景正在推动相关医学和应用化学分支的扩张。根据美国美容外科学会的统计，2004年美国人在整形手术上花费了90亿美元。美国消费者联盟指出，近9000万美国人用过或持续使用一些产品或进行手术来减少明显的衰老迹象。[34]

从演化生物学的观点来看，最有趣的新方法是向皮肤中注射去神经制剂以防止面部皱纹的形成，并淡化现有皱纹。在通常被称为肉毒杆菌注射的过程中，纯化的 A 型肉毒神经毒素被注射到控制面部表情的各种肌肉中。这种毒素通过阻断神经肌肉连接处神经递质的传导，从而阻止肌肉收缩。这种注射的作用只持续三四个月，而且必须反复进行，以防止肌肉恢复正常收缩。在同一部位反复注射最终会造成肌肉萎缩，导致表达面部表情的能力下降并减少由此表情产生的动力性皱纹。肉毒杆菌最初用于淡化眉毛间的皱纹和眼周的鱼尾纹（见图41），现在经常在脸的下部和颈部使用肉毒杆菌，以减少鼻子和嘴角之间出现的法令纹，以及覆盖脖颈前部的片状颈阔肌处产生的明显的颈纹。

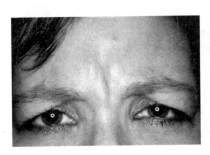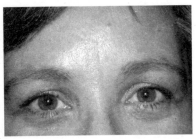

图41 接受肉毒杆菌治疗前（左图），照片中的女性皱眉时眉毛间有明显的皱纹。治疗后（右图），当她做出相同表情时，皱纹就不那么明显了，因为肉毒杆菌可以防止面部肌肉收缩。阿拉斯泰尔·卡拉瑟斯（Alastair Carruthers）供图。

肉毒杆菌毒素的使用，表现出在灵长类动物的演化过程中不同力量之间竞争的有趣形式。一方面，人们看重年轻的外表及其与繁殖能力更强的联系；另一方面，通过微妙的面部表情来加强沟通也是很重要的。在极端情况下，肉毒杆菌毒素几乎可以消除面部表情，即使在生动的演讲过程中，面部皮肤也会变得迟钝而毫无生气。这使得理解对方想传达的信息变得非常困难，尤其是在面部表情与语言表达的情绪不匹配的时候。例如，使用肉毒杆菌毒素的公众人物、演员和名人可能会被邀请进行一场慷慨激昂的演讲，希望他们能激发人们的行动或同情心。在缺少正常面部表情的情况下，这些演讲不会感动任何人。在司法鉴定领域，尤其令人担忧的是，肉毒杆菌毒素可能被当作欺骗的工具，因为它可以改变人们建立信任关系所依赖的面部表情。

我们中的大多数人都曾用自己的皮肤表达过某种个人情感，哪怕只是一抹口红，或者一个暂时的文身。许多人都积极参与日常的改善活动，例如使用化妆品，另一些人则通过文身或整形手术寻求永久性或半永久性的颜色或质地的改变。还有一些人试图用自己的皮肤来表达一些完全不同的观点。对许多人来说，行为艺术家的领域代表着一个陌生的世界。值得注意的是，其中一些艺术家挑战了人们普遍持有的关于物质和个性的文化观念。艺术家奥兰把自己的脸和身体当作画布，选择整形手术作为画笔。她渴望通过手术重建她的传统女性美，最终成为一个"古典美的综合体"。在她所谓的"肉体艺术"中，她的目标不是变美，而是表达美"是无法达到的，这个过程是可怕的"。[35] 通过整形手术，奥兰改变了脸的一部分，以模仿历史上一些男性创造的典型女性美，包括达·芬奇在《蒙娜丽莎》中画的额头和波提切利笔下《维纳斯》的下巴。用奥兰的话来说，身体和皮肤是为随意改变而存在的，接受一个人的自然外貌已经过时了。

第十一章　未来的皮肤

　　这本书表达的大部分内容可以被提炼为两个要点。一是人类的皮肤与我们的灵长类和哺乳类动物近亲共享大部分的生物学特性。它几乎与猴子和类人猿的没有什么不同，存在差别的地方——出汗的能力和肤色——是我们和黑猩猩最后的共同祖先时期开始演化出来的，时间约在 600 万年前。二是人类皮肤之所以独特，是因为人类对它做了些独特的事。在其他动物中，皮肤及其附属物，包括鳞片、羽毛和皮毛，都是用来凸显身体结构或杰出能力的。但是人类装饰皮肤的倾向在动物世界中是独一无二的。孔雀可以炫耀它的羽毛，但它不能在每次展示时改变这些羽毛。

　　我们在皮肤上涂抹的颜色或图画，不仅传达了我们的价值和愿望，也体现了我们的希望和个人的历史。甚至当我们为呈现出"自然的外表"而完全不装饰皮肤时，也是在发表一种社会宣言。即使我们不说话，我们的皮肤也会说，它从来不是中立的画布。皮肤和身体装饰的表达功能使我们拓展了身体的表达潜能，强化了视觉在我们感官系统中的重要地位。特别在工业化的社会中，随着自我意识和自我认同的重要性日益提升，它也可能是一种皮肤层面上的回应，也反映了人类在他人身上识别自我、通过外表解读和接纳他人呈现给我们的复杂视觉信号的能力的提高。

作为最自我和最有控制欲的灵长类动物，我们将继续改变自己，这种改变将比我们改变周围世界的程度还要大。说到我们的皮肤——我们的保护膜、"广告牌"和最大的门户器官——相关的科学和艺术创作是无限的。我们不能预测未来皮肤的细节，但是医学和艺术的主要趋势给我们提供了一些线索。在未来几十年里，皮肤的功能和潜能将至少有三个前沿方向的发展。每个方向的发展将由不同的群体推动，有些是强烈的集体主义，有些是高度个人主义和无政府主义，还有些涉及科学、技术和艺术的专门技能新组合。

第一个主要发展方向也是最容易想象的方向，是为了治疗疾病和损伤而改变皮肤的生物功能。像医学上的许多创新一样，这些技术最初作为治疗烧伤等特定问题的解决方法被引入，然后发展为对正常功能的增强。这一方向的发展进程将主要由基因治疗、分子生物学、药理学以及生物工程的专家推动。

第二个主要发展方向，聚焦于通过皮肤交流以及与皮肤互动。一些新发明，比如植入传感器和通信设备，将主要满足实用需求；其他的，比如新型化妆品和皮肤染色剂，将主要满足审美需求。实用和审美的新结合，可能会给基于皮肤的交流带来最令人惊喜的改变，这种改变的速度和影响将令人吃惊。一些发展将涉及在皮肤上投射视觉图像，或植入可以交互和刺激皮肤的感受器和设备。更加复杂和交互式的虚拟现实体验，会成为我们日常生活的一部分，基于植入设备与环境中的视觉、听觉设备的交互娱乐，将变得司空见惯。

第三个主要发展方向，将是为机器人创造"皮肤"，以使它们能够模拟人类触觉。这一工作将由计算机工程师和心理学家主导，与传统皮肤学和自然科学领域相去甚远。这些创新和其他发明，将扩充我们目前对皮肤是什么和它能做什么的认知，还将挑战我们对身体的看法。

愈合

现在像三度烧伤和多处撕裂伤这种严重的皮肤外伤已经比较少见了。然而，这种令人心痛的情况仍然时有发生，留下身体上的伤痕和心理的创伤，从各种意义上说它们会使人丧失正常运转的能力。因此，在过去 10 年里加强对严重烧伤和伤疤治疗研究的关注也就不足为奇了。虽然我们的皮肤在日常割伤或擦伤后表现出很强的愈合能力，但它在大面积烧伤后的愈合能力相对较差。这种差异可能是由于烧伤不是我们演化过程中常见的损伤。因为动物在与环境或其他动物交互时经常会受到擦伤和撕裂伤，但烧伤相对少见。

治疗大面积烧伤和伤口的主要问题之一，是重建皮肤的自然层级结构，以使其恢复灵活性和弹性。在大面积烧伤的区域，取代原皮肤的瘢痕组织会发展成一个更大的、无弹性的、闭合的组织，主要由密集且不断收紧的胶原蛋白网组成。当瘢痕组织跨越大片区域或覆盖活动的关节时，它可能变成一件奇怪的使其无法活动的紧身衣。现今，深度或大面积烧伤的治疗通常采用皮肤移植，此时从供皮区取下条状的健康皮肤薄片，大部分为表皮，带有小部分真皮，然后将这些条状皮肤覆盖到切除了瘢痕组织的区域上，而供皮区则等待其自我愈合。

在过去的 10 年里，医学界已经发展出替代皮肤移植的治疗方案。这项技术是使用患者自己的皮肤细胞培养细胞薄片。现在这一技术面临的主要问题是时间。培养皮肤细胞要花费三周时间，在此期间可能出现的危及生命的感染，会使患者处于危险状态。令人期待的是，快速培养皮肤细胞并将其喷洒到伤口表面的研究正在进行中，该方法可以单独使用，也可以和皮肤移植结合使用。[1] 尽管依然会有瘢痕，但这种方法至少可以将伤口与外界环境隔离，并且显著减少感染的风险。

现在研究正朝着重建真皮层和表皮层的方向进行。这可以通过将培养的皮肤细胞（角质细胞）喷洒到由动物软骨和胶原蛋白制成的人造"支架"上，然后将这一复合材料薄片覆盖在伤口上来实现。真皮细胞进入支架来重构真皮层，同时角质细胞迁移到表面构成表皮层。[2] 尽管还有大量的测试和改进仍需完成，但是至少从理论上讲，这项技术前景广阔。

这些"砖块和水泥"的方法在帮助修复由烧伤和大型手术造成的大面积皮肤损伤方面已取得显著成果，而在寻找天然和经济的皮肤替代品方面也有了新的方向。自从引入了基于细胞的皮肤替代品，研究就聚焦于如何使这种产品更为精细。比如，想象使用的细胞不仅包含烧伤患者自己的角质细胞，也包含其他类型的细胞，这种更接近自然皮肤的组织可以促进皮肤更快地再生。这种方法可以减少或消除对皮肤移植或对由动物制造的人造真皮支架的依赖，也可以帮助解决患者的免疫系统对外来皮肤产生的排异反应问题。在接下来的几年中，基因治疗将会和组织培养技术相结合，从而发展出快速生长和自然层状的皮肤替代品。[3]

关于皮肤疾病的遗传知识在治疗这些疾病方面将变得越来越重要。银屑病（俗称牛皮癣）就是一个很好的例子。这是一种常见疾病，其特征是皮肤局部发炎造成红斑、鳞屑，有时还伴有皮损。在一些患者身上，银屑病也表现为手部和脚部小关节的关节炎。

在患有银屑病的个体中，一类称为 Jun 蛋白的特殊的蛋白质，由于 PSORS4 基因位点的功能改变而供应不足。这一缺陷似乎会触发皮肤中的化学级联反应，增加炎症相关化合物的产生，并将特定类型的白细胞召集到特定区域。[4]这些事件最终导致皮肤表面的外观变化及瘙痒不适，这些都是银屑病的症状。也就是说，基因层级的问题改变了表皮的物质成分，从而引发了疾病。现在，已经初步认定了导致银屑病的基因和蛋白质，应该很快就可以通过药物治疗阻止有缺陷的皮肤基因的表达，或者生成充足的 Jun 蛋白，来防治炎症级联反应的产生。

甚至对瘢痕的治疗也从新的基因知识中受益，特别是从基因控制胚胎发育的研究中取得的数据。在实验中有意使胚胎受伤，其伤口可以愈合而不产生瘢痕。这很合理，因为在正常生长时，胚胎必须不断地将自身的孔洞封闭起来。于是挑战变成了确定胚胎如何做到这一点，以及我们如何选择性地重新激活这种能力，以帮助患者在出生后进行无瘢痕的伤口愈合。胚胎皮肤中一个被称为JNK级联的过程正受到大量关注，无论在胚胎正常发育期间还是受伤后，该过程都在皮肤细胞的迁移中起着重要作用。[5] 这一级联过程的基因似乎是由细胞受到的机械压力激活的。确定JNK级联的表达基因，有助于研究人员发现愈合皮肤的新疗法，这是治疗慢性伤口（如治疗糖尿病患者的腿部溃疡）和烧伤的迫切需求。因此，我们可以期待未来的某一天，至少对某些人来说，瘢痕将成为存在于过去的事物。

交流

虽然未来在治疗受损或病变皮肤方面会取得巨大进展，但在公共领域，人们将更关注其他方面的新发展，比如改善皮肤外观，以及使皮肤表面更易改变，从而实现经历和愿望的相互交流。就如第十章指出，强调年轻肌肤的价值、使用化妆品、接受整形手术、定制肤色，以及进行各种皮肤装饰的趋势没有减弱的迹象。

比如，很容易想象基因治疗也许有一天能够预防或逆转皮肤的衰老过程。新的注射剂并不只存在于幻想领域，特别是针对面部和颈部的注射剂，它们被设计用来刺激表皮再生，收紧下垂的皮肤，或消除早期皱纹。毫无疑问，化妆品的化学成分将变得越来越复杂，比如更强调与治疗性药物（药妆）一起改善肤色，或设计新的化合物来改变皮肤表面的光反射模式。

无论是永久性还是半永久性的改变肤色的方法，都将变得更加多样和复杂。甚至会有更多人通过美黑、涂抹含有黑色素或类黑色素的仿晒产品，或在没有阳光的情况下激活人体自身的黑色素生成，从而变成自然棕色皮肤；或与此相反，人们也将能够通过逆转相同的过程，从细胞水平上抑制黑色素的生成，从而使皮肤变白。

如果去除文身的方法变得更便宜省力，文身将更加流行。我们可以设想，文身墨水持续暴露在单一波长的可见光下，然后就可以分解成无害的、看不见的物质，这样就不需要费力地用激光去除那些令人尴尬的名字或代表犯罪的符号了。

我们对外表的意识，以及现代社会对我们的皮肤作为自我"广告牌"的重视程度，只会不断提升。再过 10 年左右，现在每年花在改善皮肤外观上的数十亿美元可能就显得微不足道了，因为我们将努力通过修饰皮肤使自己显得更年轻、有趣或独特。

在未来几年里，人们也将越来越重视利用电子信息传输方式，通过直接或远程的触摸来增强和扩展皮肤的交流功能。我们与其他灵长类动物都拥有的美妙而敏锐的触觉，将以新的、不可预见的方式被重新发现，并引起人们的兴趣。我们已经可以在皮肤中植入携带信息的芯片［射频识别（RFID）芯片］，这项技术正被广泛用于宠物、家畜、人类病患的身份识别。[6]出于各种原因，植入携带个人信息的芯片的想法在民众中传播较慢，最主要的原因与基本公民权利有关。[7]但很容易想象，人们很快就会佩戴各种各样的此类设备，有的是自愿的，有的是暂时植入的，有的不是。这种技术已经可以实现了，例如，你可以从你的预付账户中提款支付在西班牙的俱乐部里某一晚派对的花销，该账户的详细信息保存在夜晚开始时便植入皮肤下的芯片中，这样你就不必携带信用卡或钱包了。[8] 许多其他类型的个人信息可能被保存在嵌入式芯片中，比如从你自己的 DNA 序列到整个医疗记录、信用记录或犯罪记录。

也许不那么令人担心的是那些用来传输或接收有关身体或周围环境信息的设备。例如，植入式温度传感器可以将你的体温传输到"智能衣服"上，这种衣服可以在你需要时发热或制冷。当强紫外线、电离辐射或强磁场出现时，系统会自动提醒你，从而防止外界对皮肤造成损伤，或引发心脏起搏器、胰岛素泵等医疗设备出现故障。

嵌入式芯片最令人兴奋的用途之一可能在娱乐和表演领域。想象一下，利用植入演员体内的芯片可以将自动检测到的或预先编程的信息传递给剧院的灯光、声音或特效系统，以控制灯光效果、音量、图像投影，甚至是气味发生器。这些芯片在好的、坏的和艺术性的应用上都有无限可能，在未来的几十年里，随着其体积越来越小和生物兼容性的发展，毫无疑问会有更大的发展空间。

将压力、温度和电导率传感器植入在皮肤下和皮肤周围的设备中，也将从根本上改变个人的触摸和接触范围。你也许可以进行远程触摸，甚至产生一个远程的物理存在，而不是局限于接触和回应近距离接触的人。虽然今天的虚拟现实模拟有些粗糙笨重，但它们确实允许人们在高度受控的环境中通过视觉和触觉

（基于触碰）刺激的组合来体验真实世界中的各种情况。如今在许多治疗环境中通过多传感器虚拟现实设备模拟现实情况的能力被证明是有用的，例如治疗恐惧症、社交焦虑症、创伤后应激和疼痛管理。[9]

计算机和人工智能的发展将很快使我们能够建立高度复杂的交互系统，这些系统可以在许多相对良性的情境中加以利用，包括医疗保健、心理治疗、肢体亲密接触和一般娱乐活动。例如，为一群年老体弱的人提供抚慰，进行一次远程拥抱；与新交往的聊天室网友享受一次远程触摸互动，或尝试一些无害的虚拟游戏。这些场景比想象的更接近现实，因为现在已经有对动物进行"网络抚摸"的方法，这为人类提供"拥抱服"铺平了道路，这种"服饰"可以通过互联网给对方一个安慰的拥抱。[10] 当然，同样的技术也将为更险恶的应用打开大门，例如间谍活动、侮辱性审讯、虚拟骚扰和虐待。所有这些可能既令人着迷又令人担忧，而且很可能挑战我们对自我、身体存在和个人责任的基本认知。

电子皮肤

另一个与皮肤相关的研究领域是电子皮肤，在未来 10 年里我们将看到它的迅速发展。在日常行为中，比如打鸡蛋、转动门把手、握手、赤脚走在地毯上，或挤牙膏，存在于我们皮肤中的一系列压力和温度传感器，以及关节中的位置传感器，会告诉我们该用多大力挤、该用多大力踩以及四肢该放在哪里。当机器人专家开始设计能够在人们生活的各种场景中工作的机器人，使其能完成诸如拧开瓶盖、把人抬到床上或开门之类的日常动作时，他们遇到了严重的问题。机器人如何知道它在做什么，以保证它不会打破瓶子，把人扔到床上，或者把门把手拧下来？人类皮肤精密的敏感性、自然的弹性和柔韧性都很难复制。用于机器人的人工电子皮肤的开发进展缓慢，而真实皮肤复杂而高效的设计，使得它可以在只有几毫米厚的情况下完成许多工作。

但社交机器人的未来，在于通过发明精确复制人类皮肤的人造皮肤来解决人类触觉的制造问题。有几种类型的人造电子皮肤正处于开发阶段，有些具有"自然"的延展性，有些机器人缺乏这一特征。[11] 我们希望能赋予机器人一些人类的真实感受，以使它们能更有效地模仿人类活动并与人互动。优质人造皮肤的出现也可能预示着一些意想不到的事情：自我意识的诞生。如果一个机器人身上覆盖着一层皮肤，使得它能够区分自己的表面和周围环境中某个物体的表面，那么它正在发展一种意识，意识到自己和周围环境之间的界限，也即区分内部和外部。[12] 制造真实人类的皮肤将使我们离真正的拟人机器人更进一步。

我们未来的皮肤将继续完成它千百万年来的职能，而且它还将做得更多，因为我们会利用技术将我们的触觉和意识扩展到皮肤之外。作为人类，我们享受到的皮肤带来的乐趣可能比身体的任何其他部分都要多。我们从皮肤直接受到的物理刺激中获益匪浅，我们从皮肤这里接收了大量信息，也从它的视觉和触觉魅力中获得享受。我们出于同样的原因害怕它，因为它是身体和心理亲密关系的接口。皮肤反映了我们的自我形象和社会意义。通过皮肤，我们向他人展示自己的形象，并宣告我们与特定群体的关系。不管有没有意识，我们中的大多数人会定期更新自己的形象，以寻求融入或疏远各种不同的群体。我们通过赤裸的、流着汗的、有标记的皮肤，告诉世界我们是谁。我们的皮肤就是我们。

致谢

写作一本书，往往起于心有所念，等到念想不断长大，经历长久的酝酿，便有了雏形，然后在对话、研究、各种机缘之下，佐以作者的辛勤耕耘，最终艰辛诞生。许多年前，我原想写一本关于肤色的书，因我对其略有研究且明白其重要性。但在与我的编辑——加利福尼亚大学出版社的布莱克·埃德加（Blake Edgar）对该项目进行了一番展望之后，我清楚地意识到，有必要写一本涵盖范围更广的书，其聚焦点不应仅仅在肤色上，而应在整个皮肤上。因我还未曾知晓有哪一本书是全面介绍皮肤的，也未曾知晓有哪一本书是以传统的、博物志的形式来介绍皮肤的，所以我决定写一本这样的书。对于布莱克，我有太多需要感谢他的地方，但首先最应该感谢他的，是他引导我拓宽了我原有想法的深度和广度，让我有机会深化并丰富个人对皮肤这一人体最为重要器官的了解。

写作本书赋予了我遍览各个奇异之地的机会。这些奇异之地既有现实的，也有虚拟的。有一些，我早已相当熟悉，例如人类学博物馆、人体解剖室；还有一些，于我完全陌生，例如文身大会、行为艺术网站、可植入芯片企业。起笔之初，我便对皮肤怀有极高的崇敬之意；完稿之日，我对它的崇敬有增无减。皮肤不仅对健康至关重要，还是人类表达自我的一种手段。眼睛或许是灵魂的"窗户"，皮肤却是余下一切的"镜子"。

我之所以能写成此书，仰赖于许多个人及组织的支持与积极协助。在此，我要特别感谢四个人，没有他们的付出，本书就不可能出版，这四位分别是布莱克·埃德加、娜娜·奈斯比特（Nana Naisbitt）、邦妮·沃伦（Bonnie Warren）和乔治·卓别林（George Chaplin）。布莱克·埃德加是一位灵感的启发者，也是一位坚定的向导。一位优秀的编辑，总是身兼数职，为了作者，能够适时在心理医生、语法学家、内容运营专家、创意写作教师、人生导师各类角色之间转换。布莱克就是这样的一位优秀编辑，他不遗余力地帮助我，而且从未让我觉得自己是一个傻瓜，即使有时不管是行事还是写作我都表现得像一个傻瓜。他还为本书争取到了四位评审，四位评审给予的多角度、缜密且富有建设性的点评，让本书更具可读性、更全面、更通俗易懂。

娜娜·奈斯比特，我的好友，给予我无限支持、鼓舞及帮助。2005 年 7 月，在她任职科罗拉多州特勒莱德的品和研究所（Pinhead Institute）执行董事时，她与董事会决定让我做该研究所的第一位驻校学者。能在这样一个美丽的地方完成本书第一稿的绝大部分内容，实属幸事一件。

邦妮·沃伦，我的研究助理，她帮助我整理了本书绝大部分的参考文献及插图。这项工作劳心劳力，烦琐异常。它要求一个人细心、耐心、有毅力。邦妮拥有沉着冷静、乐观开朗的宝贵品质。

乔治·卓别林，我的丈夫，阅读了本书的第一稿，并提出了许多有见地的建议和富有建设性的批评，使本书得到了进一步的完善。乔治给我带来的建议、美食、劝导、欢笑、唠叨都恰到好处，没有他的爱和坚定不移的支持，恐怕这本书无论如何也无法写成。

在调研及写作本书的过程中，同僚也不吝赐教，向我提供了大量有价值的图像资料。他们包括罗伯特·奥尔特曼（Robert Altman）、毛里西奥·安东、维多利亚·布拉德肖（Victoria Bradshaw）、阿拉斯泰尔·卡拉瑟斯、詹姆斯·克利弗（James Cleaver）、保罗·艾克曼（Paul Ekman）、哈莉特·菲尔兹（Harriet Fields）、大卫·卡瓦诺（David Kavanaugh）、帕特里克·V.基尔希、林东（Dong Lin）、基拉·奥德、爱德华·S.罗斯、海尔特·弗尔迈伊（Geerat Vermeij）、克里斯托夫·扎卡里（Christopher Zachary）。加州科学院图书馆的帕迪·谢伊-迪内（Patti Shea-Diner）替我办理了无数的馆际互借；人类学学院的凯思林·贝尔热（Kathleen Berge）和教育学院的安娜·巴尔（Anna Barr）在我材料准备的最后阶段给我带来了巨大的帮助。得益于加利福尼亚大学出版社编辑部和图书制作部门的优秀员工不知疲倦地工作，本书更具可读性，也更精美。在此，我要特别感谢多尔·布朗（Dore Brown）、马修·温菲尔德（Matthew Winfield）、妮可·海沃德（Nicole Hayward），尤其是玛丽·雷诺德（Mary

Renaud），感谢她出色的文字编辑。

　　最后，我想感谢弗莱彻基金会（Fletcher Foundation），在我写作本书的最后几个月里，授予我阿方斯·弗莱彻奖学金。有了这笔奖学金，我才有可能在书中添加如此之多的插图。多亏了这笔丰厚的奖金，也多亏了自己过去几年的研究积累，这本起于多年前的、以研究肤色为初衷的书，才能得此新生。

名词释义

白化病

因黑色素合成障碍，导致皮肤、毛发及／或眼睛色素缺乏的疾病。白化病主要分为两种类型：眼白化病（只影响眼睛）和眼皮肤白化病（影响眼睛、皮肤和毛发）。

瘢痕疙瘩

伤口愈合过程中因胶原蛋白分泌过多而造成的瘢痕增大。瘢痕疙瘩多发于深色皮肤人群。

瘢痕挛缩

指通过切割皮肤以起到装饰作用，有时还会在伤口中加入木炭等刺激物以增强瘢痕隆起效果。

表皮

皮肤的最外层。

表型

生物体可以被观测到的结构及功能上的特性，这些特性是由生物体基因组成与环境之间相互作用造成的。

雌雄异形

两性在解剖学特征上由基因决定的差异，例如体形、牙齿大小及肤色。

二足性

具备双足而非四足站立或行走（四足性）的能力。人类展现出了惯常二足性——能长时间靠双足站立或行走。惯常二足性独立进化于脊椎动物的几大谱系中，包括某些蜥蜴和恐龙的祖先、鸟类的祖先和人类的祖先。

构成性色素沉着

指由基因决定的肤色，最佳观察点为不常暴露于光线之下的部位，例如上臂内侧。

佝偻病

一种发生于儿童的维生素 D 缺乏病，更准确的表述应该为营养性佝偻病。这种病的特征是：骨骼钙化不理想、骨骼力量差，故而易因难以承受体重而变形。

骨化

形成骨骼。脊椎动物皮肤上的骨化现象称为真皮骨化。

光保护作用

皮肤研究范畴，指皮肤保护自身免受紫外线辐射伤害的机制。

褐黑色素

一种黄红色黑色素，存在于肤色较浅人群的毛发与皮肤中。与比它颜色更深的真黑色素一样，褐黑色素也是一种由多个小亚基组成的聚合色素；但与真黑色素不同的是，在暴露在紫外线辐射下时，它会生成自由基而非中和自由基。因此，褐黑素被认为可能与浅肤色人群更易患皮肤癌有关。

黑色素

浓度甚高的色素，肤色主要由其决定。人类皮肤中最主要的黑色素是颜色极深的真黑色素，其次是含量少得多的介于黄红色的褐黑色素。

黑色素细胞

皮肤中生产黑色素的细胞。

角蛋白

一种坚韧、纤维状、不可溶的蛋白质，存在于人类及其他陆地脊椎动物的外层皮肤（表皮）中。主要包括 α 和 β 两种角蛋白：α 角蛋白主要存在于哺乳动物中，β 角蛋白则存在于鸟类、两栖类和爬行动物中。人类的毛发和指甲的主要组成成分也是角蛋白，因其普遍性及实用性，角蛋白有时也被人们称为"天然塑料"。

角质细胞

在表皮中发现的一种重要细胞。黑色素细胞将"一包包"的黑色素（黑素体）注入角质细胞中，赋予皮肤最基本的颜色。

角质层

表皮的最上层，由富含角蛋白的上皮细胞组成。上皮细胞能防止磨损，也能阻止大量的水分子或其他大分子渗入皮肤。角质层时刻处在更新状态。

旧大陆

东半球，包括欧洲、亚洲和非洲。

朗格汉斯细胞

免疫系统位于上皮棘层的蛛状（树突状）细胞，属于迁移细胞的一种，于胚胎早期发育阶段从骨髓进入皮肤。朗格汉斯细胞以"皮肤哨兵"著称，是人体抵御入侵微生物第一道防线的组成部分。朗格汉斯细胞向淋巴结运送抗原（外源蛋白质），刺激免疫系统产生抗击感染的淋巴细胞。

南方古猿

南方古猿属中的早期人科物种，或比智人属更早出现的人科物种。强壮型南方古猿相较于纤弱型南方古猿，具有更大的牙齿和更结实的颚结构。

偶发性色素沉着

因暴露在太阳光下，紫外线的照射激活黑色素细胞生成黑色素，导致的肤色加深或晒黑。

皮肤光型

基于皮肤对紫外线的反应对皮肤做出的分类，从 I 型（浅色且永远晒不黑）到 Ⅵ 型（深色且能晒得很黑）。

迁移细胞

指能在生命早期发育阶段从身体其他地方迁移至皮肤，且保留了在其存活期间从皮肤迁移出去的能力的细胞。黑色素细胞和朗格汉斯细胞是皮肤中最重要的两种迁移细胞。

热带

北回归线（北纬 23°26′ 的纬线）与南回归线（南纬 23°26′ 的纬线）之间的纬度带，包括赤道。太阳的常年直射，导致这片区域没有明显的季节变化。

上皮

身体内部及外部"皮"的总称，包括口腔黏膜、血管内壁、胃肠黏膜及其他器官的黏膜。

四足动物

脊椎动物进化谱系中，拥有四条带趾的足的一类动物。这类动物包括两栖动物、爬行动物、鸟类及哺乳动物。

弹性组织变性

皮肤中弹性纤维的分解。若这种分解是由紫外线照射所引发，称为"光老化"。

体被

身体覆盖物，包括皮肤、毛发、指甲、鳞片。

体温调节

身体温度的调节，是对恒温动物（温血动物）尤为重要的一种生理机能。

同源基因

存在于不同物种中但由同一祖先基因演化而来的基因。同源基因在不同物种中通常功能相同。

维生素 D

消化系统吸收膳食钙所必需的维生素，直接关系到骨骼的生长和强度。维生素 D 的生成起始于皮肤中的胆固醇前体细胞，由太阳光中的 UVB 触发。皮肤中的这一化学反应启动之后，再经过肝脏和肾脏中的一系列化学转变，产生维生素 D 的生物活性形式——维生素 D_3。

狭鼻猴

属狭鼻下目，包括旧大陆猴、类人猿、人。

纤维母细胞

结缔组织细胞。纤维母细胞分化出软骨生成细胞、胶原生成细胞和骨生成细胞，构成人体的纤维组织。

新大陆

西半球，包括北美和南美。

叶酸

5 - 甲基四氢叶酸，英文为 folate，自然中存在的化合物，属 B 族维生素，DNA 复制及细胞分裂的必要成分。这种维生素的人工合成形式（蝶酰谷氨酸）也被称为叶酸（folic acid）。

原始人类

通常指习惯双足站立或行走（具备二足性）的人类祖先。但在自然科学语境中，两足人类祖先属于人亚科，被称人亚族。

真皮

皮肤两层中靠里的一层，形似一张由胶原蛋白纤维和弹性纤维织就的细密的网，穿插交织于结缔组织、免疫细胞、血管和神经末梢之间。真皮赋予了皮肤韧性。

真黑色素

人体中含量最高的一类黑色素。真黑色素是一种由小亚基（聚合物）组成的深褐色色素。真黑色素能使头发和皮肤呈现出不同深浅程度的棕褐色。深肤色人种皮肤中的真黑色素含量极高。

自由基

一类存留时间短、极度活泼的分子，通常由单个或多个未成对电子组成，属于细胞内化学反应常见的副产品。细胞内化学反应最常见的副产品包括超氧化物和过氧化氢。在科学文献中，它们通常被称为活性氧。自由基由紫外线辐射产生，能破坏 DNA。

UVA

长波紫外线，能量相对较低的紫外线辐射，波长范围 $315 \sim 400\text{nm}$。

UVB

中波紫外线，能量相对较高的紫外线辐射，波长范围

280~315nm。

UVC

短波紫外线，能量最高的紫外线辐射，波长范围 100~280nm。

UVR

紫外线辐射，属于太阳辐射中的短波辐射，因此能量比可见光高。紫外线辐射波长范围 100~400nm。

注释

导言

[1] Richardson 2003.

[2] 人类谱系的起点——演化与现代猩猩分道扬镳的拐点——可追溯至约
600万年前。这一估计得到了分子学证据和古生物学证据的支持。分
子证据主要来源于比对人类、黑猩猩及其他灵长类动物之间的细胞核
和线粒体的 DNA 的核苷酸序列差异。至于化石证据，新近在乍得发现
的化石种萨赫勒人（*Sahelanthropus tschadensis*）提供了这一分化可能
的最早古生物痕迹，也就是在约600万年前。假如这个新化石种最终
被证明与黑猩猩或其他类人猿更为接近，那么人类谱系最接近的成员
则是发现于肯尼亚图尔卡纳湖盆地的南方古猿湖畔种（*Australopithecus
anamensis*），可追溯至约440万年前。

[3] 皮肤，重量占人体体重的14%，长久以来一直被认为是人体最大的器
官，成年人的皮肤表面积可达到1.5~2平方米。一些专家对这一描述
提出质疑，认为内脏黏膜的表面积远大于皮肤，骨骼肌的总重量远重

于皮肤。但不论以何种方式衡量，皮肤无疑是人体最大的器官之一。

[4]　体毛的减少是人类演化过程中极为重要却鲜少被人提及的革新。在众多探讨人类体毛减少的神益、炎热环境中流汗以保持体温等话题的研究中，最为缜密的研究者当属彼得·惠勒（Peter Wheeler，参见Wheeler 1988）。虽然惠勒的两足动物最初的体温调节模型并不准确（Chaplin, Jablonski, and Cable 1994），但他对出汗降温在人类演化过程中的作用的观点，仍然具有十分重要的意义。

[5]　Di Folco 2004, 8.

[6]　克劳迪娅·本蒂恩（Claudia Benthien）（2002）和斯蒂芬·康纳（Steven Connor）（2004）的专著都集中探讨了在艺术和文学中皮肤的象征意义。这两本专著通过许多例子，生动地说明了"皮肤"这个词及皮肤意象是如何被用来传递人性、身份、脆弱、疏离等概念的。

[7]　《不朽的低语》（"Whispers of Immortality"）收录于 Eliot 1920。

[8]　Groning 1997; Di Folco 2004; Polhemus 2004.

第一章　皮肤的本来面目

[1]　皮肤生物学家威廉·蒙塔尼亚（William Montagna）最先通过一系列具有里程碑式意义的文章，详细探讨了人类与我们毛发旺盛的哺乳动物近亲在皮肤层面的重大解剖学差异，他将皮肤的超强弹性、耐磨性及出汗能力带入了公众的视野。详见 Montagna 1981。

[2]　表皮厚度为 0.4 ~ 1.5 毫米（Chu et al. 2003）。

[3]　关于各种氧化应激，详见 Elias, Feingold, and Fluhr 2003。

[4]　反复暴露在紫外线之下会导致皮肤角质层增厚，这种情况在肤色较深或严重晒黑的皮肤中最为明显（Taylor 2002）。

[5]　彼得·伊莱亚斯（Peter Elias）及其同事对皮肤的物理和生化属性有十分详细的研究，发表过许多相关论文及专著。想要了解更多细节的读

者，可以参阅他们的作品，例如 Elias, Feingold, and Fluhr 2003。

[6] 国际黑猩猩基因测序与分析联盟，2005（Chimpanzee Sequencing and Analysis Consortium 2005）。蒙塔尼亚一直认为，人类皮肤演化出具有高度有效的屏障功能，是其一大亮点。这个将黑猩猩与人类区别开来的独一无二的功能亮点，结合黑猩猩的基因测序结果，为他这最为重要的猜想提供了支撑。

[7] 绝大多数人的皮肤厚度为 1.5 ~ 4.0 毫米（Chu et al. 2003）。

[8] 光滑的皮革包含鞣制的表皮与真皮，绒面革则去掉了部分或全部表皮。羊皮纸通常是将未经鞣制的小牛、绵羊、山羊的皮进行拉伸晒干制成。生皮，皮如其名，也是没有经过鞣制的。

[9] 演化发育生物学领域的研究十分活跃，他们对脊椎动物皮肤的演化提出了一些新的见解，这些见解为皮肤（包括角质层及附属器——特别是毛和羽）的主要特征提供了基因基础。想对该话题有一个全面且通俗的了解，可参见 Wu et al. 2004。研究表明，虽然毛囊和羽囊都具备重要的循环再生功能，但二者在 2.25 亿 ~ 1.55 亿年前独立出现（Yue et al. 2005）。

[10] 查尔斯·达尔文（Charles Darwin）是最早认识到人类表情的重要性，并将之与其他动物进行对比的人之一。他对人类表情的演化和社会意义的研究，后来由保罗·艾克曼还有他的学生传承下去，他们清晰且优秀的研究成果，形成了我们如今对这一话题的认知基础（Ekman 1998, 2003）。

第二章 皮肤的来历

[1] 有了动物骨骼化石上的肌肉附着区域的大小、位置和粗糙度的信息，古生物学者就能重构曾经附着在该区域的肌肉的诸多功能细节，包括肌肉的可能大小、移动范围，还能评估这部分肌肉对其他附着在这同一骨头

上的附件的重要性。通过以上信息，古生物学者能够判断该远古生物吃什么、如何咀嚼。将长骨肌肉附着物信息和肢骨的三维信息相结合，研究人员便能重构出动物的整体形态和移动速度等许多细节信息。

[2] 令人欣喜的是，科学家在 2002 年 2 月的犹他州圣乔治附近的约翰逊农场，发现了恐龙 Dilophosaurus 的足迹。这头爬行动物在细腻的黏土上留下了自己 2 亿多年前的脚印，黏土保存了它带鳞片的皮肤的印记。更多信息，可查阅：http://scienceviews.com/dinosaurs/dinotracks.html。

[3] Chiappe et al. 1998.

[4] 人类学家唐纳德·博斯维尔（Donald Brothwell）提供了一张清晰的图片，说明了尸体在什么情况下可以得到长久保存。详见 Brothwell 1987。

[5] 中国新疆维吾尔自治区古墓沟及其他区域的浅墓中发现过几具木乃伊遗骸，包括著名的"楼兰美女"。这些木乃伊证明在全新世中期就已经有中亚人在中国西部聚居。这些木乃伊抵御寒冷的着装与另一具有名的木乃伊"奥兹"相似。奥兹被称为新石器时代的冰人，于阿尔卑斯山脉、奥地利与意大利的边境的消融的冰川下"出土"。

[6] 关于奥兹的发掘、复原及科学研究等更为通俗且全面的研究，详见 Fowler 2004。

[7] Ding, Woo, and Chisholm 2004.

[8] Whitear 1977.

[9] 关于脊椎动物皮肤角蛋白的功能及构成的简洁且权威的表述，请参见 Spearman 1977。关于角蛋白演化发育生物学的更详细和更新的解释，可见 Ping Wu 及其同事的研究（Wu et al. 2004），其中包括对不同脊椎动物生产角蛋白的基因组的详细探讨。

[10] 两栖动物皮肤的颗粒腺主要产生四类有害化合物，部分已被证明具有医疗和制药用途（Clarke 1997）。

[11] Wu et al. 2004.

[12] 爬行动物的真皮骨化是哺乳动物膜内成骨（dermal bone）的前身。哺乳动物主要有两种骨头的发育方式，一种是替代软骨形成骨头，另一种

是由皮肤直接诱发形成骨头。后者，即膜内成骨，形成了包括颅顶、下颌等骨骼。在演化过程中，最初只为某个单一目的演化的结构——鳄鱼的真皮演化出的骨化现象只是为了保护鳄鱼表皮免受磨损——最终拓展出其他用途的现象很常见。人们创造了"联适应"（exaptation）这个词来描述这种现象。作为膜内成骨的代表，哺乳动物的颅骨的确能起到保护头部的作用，但不再像其在爬行类祖先中那样充当坚硬的外部铠甲。

[13] Wu 及其同事详细总结了羽毛演化的基因证据，详见 Wu et al.2004。以下两篇优秀的论文通过化石回顾了羽毛演化的历史顺序，Chiappe 1995；Chuong et al. 2003。

[14] Padian 2001.

[15] Carpenter, Davies, and Lucey 2000.

[16] C. P. Luck and P. G. Wright（1964）描述了河马表皮水分流失现象。Saito Saikawa 及其同事探讨了河马"红汗"的化学属性，详见 Saikawa et al. 2004。关于演化和古环境对河马皮肤属性的影响，参见 Jablonski 2004。

[17] Jablonski 2004.

[18] 就比较生物学方面而言，重构一个谱系的适应历史，首先要求我们有一个强有力且有效的关于动物之间系统发育关系的假说。我们需要知道皮肤在人类及其近亲的日常生活中是怎么工作的，这样我们才能知道发生了哪些功能跃迁。比如动物之间如何比较其出汗率、色素沉着水平。当以上需求都得到满足时，我们才有可能重构出人类皮肤演化过程中的主要步骤。这一方法论得到了历史生态学研究者的拥护，历史生态学正在以业已确定的系统演化模式为基础，重构适应历史，追踪在演化的时间长河中出现的结构和功能跃迁。

[19] 直至 20 世纪 80 年代，在生物学界，这些动物的演化关系还是一个极具争议的话题，当时研究人员提供了分子角度（线粒体和核 DNA 中的核苷酸序列）的证据，清楚地证明了这些分支的序列。解剖学角度的证据一直以来是演化关系重构的传统手段，但生物群体演化趋同问

题——相似环境导致相似结构的演化，使演化关系重建变得困难而不可靠。最稳健的演化树往往结合了以上两类证据。

[20] Ruvolo 1997.

[21] Marks 2003。过去 30 年的分子演化研究表明，人类和黑猩猩大部分的"重要"形态差异，可能源于相对较少的基因变化（Khaitovich et al. 2005）。

[22] 此处讨论的旧大陆类人猿皮肤的三个关键特性——多毛，能排汗，能生产黑色素，其他哺乳动物的皮肤多多少少也具备。

[23] Jablonski and Chaplin 2000.

第三章　毛发、大脑和会流汗的皮肤

[1] 水猿假说（aquatic ape hypothesis）由 Alistair Hardy（1960）提出，随后由 Elaine Morgan（1982）进一步阐述。

[2] 在本书中，我用"原始人类（hominid）"一词表示现代人类所属谱系中业已灭绝的一员。这个灵长类谱系在 600 万年前至 700 万年前与演化出现代黑猩猩的谱系分道扬镳。原始人类包括许多已经灭绝的物种，有些和人类关系很近，有些很远。近年来，科学文献中也常见研究人员用"人亚族（hominin）"一词来指代这同一群体的生物，但该词并未被广泛接受。

[3] 20 世纪 60 年代及 70 年代早期，人类演化相关文献主要集中强调狩猎在史前早期的重要作用。这激励部分作家创作了一批以人类演化为主题的通俗作品，这些作品强调侵略本能及杀戮在人类心理塑造和史前发展方向中的重要作用。其中最为臭名昭著的是《非洲起源》（African Genesis），其作者是一名业余人类学家，罗伯特·安德利（Robert Ardrey）。广泛传播的水猿假说便是对安德利提出的人类本性观点的反击。

[4] 除了那些因为水生寄生虫入侵人体导致的疾病之外，疟疾是由一种寄

生虫感染了在水中繁殖的蚊子引起，在热带地区拥有更高的感染率和死亡率。

[5] 原始人类食用贝类和浅水区域的食物这个观点，目前正由加州大学伯克利分校综合生物学博士生艾伦·沙贝尔（Alan Shabel）论证研究。

[6] Wheeler 1985.

[7] 水猿假说支持者同时认为在人类还是半水生时，就形成了双足站立和双足行走的习惯。科学家还基于现有事实发展出了许多其他假说以解释人类二足性这一特征。乔治·卓别林和我本人都认为二足性源于其作为社会控制手段的有效性（Jablonski and Chaplin 1993）。

[8] Pagel and Bodmer 2003.

[9] Bar-Yosef 2002.

[10] 实际上，如果要说有什么关系的话，人类事实上在开始日常穿衣服之后就变得比以前更多毛了。欧洲的土著人比其他地区的土著人更多毛，几乎可以肯定，这些毛发是早期原始人类经历褪毛后再长回来的。欧洲人部分体毛的回归，大概率是为避免因长期穿着羊毛或植物纤维所制的厚重衣服摩擦皮肤及其导致的感染而做出的调整适应。

[11] Folk and Semken 1991.

[12] 20世纪80年代和90年代初，彼得·惠勒发表了一系列论文，有力论证了出汗在人类演化中的重要性。惠勒的研究表明，功能性赤裸的皮肤具有高效的排汗能力，这对于在炎热、开放的环境（原始人早期的生活环境）中觅食、进行其他容易产热活动的原始人来说至关重要（Wheeler 1984, 1985, 1991a, 1991b; Zihlman and Cohn 1988; Chaplin, Jablonski, and Cable 1994）。

[13] 人类主要有两种出汗类型：温热性出汗（thermal sweating）和情绪性出汗（emotional sweating）。这两种类型出现在不同情境之下，由两套不同的神经控制。第八章将详细探讨情绪性出汗。

[14] 这类哺乳动物演化出了一个特殊的机制以保持大脑凉爽，大脑是对热极度敏感的器官。该机制内含一个位于颅底的交叉热传导系统，即

所谓的细脉网（rete mirabile），该细脉网将冷却的静脉血从鼻子直接输送至颅底，最后送至心脏。这一机制常见于有蹄类哺乳动物，例如鹿、水牛、羚羊。喘气也能达到相同效果（将冷却的血循环至颅底）：通过喘气，口腔表面发生蒸发作用，冷却舌头和脸颊血管里的血液，冷却后的血液被传送至颅底，最后再输送至心脏。这种冷却模式常见于食肉动物，例如狼、狗、狮子。

[15] 非人灵长类动物通常比人类拥有更多外泌汗腺，但在大多数物种中，这些汗腺通常作用微小，且数量远少于顶泌汗腺。只有在少数旧大陆类人灵长类中，发现有少数几个物种具备超强的外泌汗腺排汗能力，例如赤猴。赤猴属于非人灵长类，生活在赤道非洲开阔的野外，群居规模小，时常因觅食或躲避天敌而长距离迁徙。赤猴是已知跑得最快的非人灵长类。于赤猴而言，要保证在赤道烈日下反复剧烈运动，就意味着要演化出更强的外泌汗腺排汗能力。当我们在实验室中研究赤猴的排汗能力时，发现了它们在外泌汗腺上有着绝对优势，借助这些外泌汗腺，赤猴具备了甚至超乎它们猴类亲属的惊人排汗能力（Mahoney 1980）。

[16] 对于非洲最早出现的人属（Homo）成员应该如何称呼，至今说法不一。大部分科学家认为最早显现出现代人类四肢比例和运动水平的是匠人（Homo ergaster）。

[17] 从化石研究和现代生理学能推断出人属成员活动水平的不断提升。人类谱系最早期的成员，例如阿法南方古猿（Australopithecus afarensis），头颅大小为 450 立方厘米，早期人类的头颅大小则约为 700 或 750 立方厘米。

[18] 绝大部分研究人员认为"图尔卡纳男孩"（KNM-WT15000）应当归属于匠人。虽然这种归属并没有得到广泛认可，但没有人对它属于人类有异议。通过研究"图尔卡纳男孩"的骨骼，科学家们得到了十分丰富的信息，包括他的年龄、健康状况及饮食习惯（Walker and Leakey 1993）。

[19] 通过比对石器发现点、石器"工坊"及石器取料点，科学家发现早期

人类为寻找合适的石器制作原材料跋涉了近20公里。这一发现表明当时的原始人类不仅具备长距离步行的体能，还能记住方向长距离往返。

[20] 长久以来，对早期人类肢体比例和关节尺寸的对比研究表明，这些人属的早期成员在解剖学上具备长距离步行和奔跑的能力。实验表明，人类的跑步效率最高（Ruff 1991; Carrier 1984; Bramble and Lieberman 2004）。

[21] Jerison 1978, 1997.

[22] 迪恩·福尔克（Dean Falk）（1990）将环绕人脑的血管比作汽车冷却发动机的散热器。许多实验研究的主题都围绕大脑对热应激的易感性，和出汗对保持大脑在一个小范围的温度区间内的重要性，例如迈克尔·卡巴纳克（Michael Cabanac）和他的同事（Cabanac and Massonnet 1977; Cabanac and Caputa 1979; Caputa and Cabanac 1988）。欲知全身降温对人体健康的重要性，请参阅 Nelson and Nunneley 1998。

[23] 惠勒将这一解释发展成了一个两足动物演化假说。虽然卓别林等人已证明该假说不成立，但不可否认的是，两足动物相较爬行动物的这个温度优势，再加上它们早已演化得很好的排汗能力，让它们即使在烈日之下也能活动（Wheeler 1984; Chaplin, Jablonski, and Cable 1994）。

[24] Zihlman and Cohn 1988; Folk and Semken 1991; Goldsmith 2003.

[25] Morbeck, Zihlman, and Galloway 1993; Folk and Semken 1991.

[26] Knip 1977.

[27] 罗伯特·弗利桑克（Roberto Frisancho）著有一本有关人类适应性变化与调节的书（1995），权威又通俗易懂，其中就有关于人体对热应激的体温调节反应及适应的描述。

[28] Zihlman and Cohn 1988.

[29] Pandolf 1992.

[30] 观察结果与傅立叶热传导定律一致。根据傅立叶定律，热量流失速度与机体温度和外部环境温度之间的温度差成正相关，与机体外壳的厚度呈负相关。因此，表面积越大，核心温度下降的速度就越快。同

理，核心与外部之间的屏障越薄，热传导的速度就越快。

第四章　皮肤与紫外线辐射

[1]　联合国下属机构世界卫生组织有一个非常棒的网站，上面介绍了紫外线辐射与人类健康相关的信息，可参考：www.who.int/uv/uv_and_health/en/。新西兰皮肤病学协会创建的另一个网站也相当有价值，可参考：http://dermnetnz.org/site-age-specific/UV-index.html。林恩·罗斯柴尔德（Lynn Rothschild 1999）在其著作中有理有据地论证了紫外线作为一股极具创造力的力量在演化中的作用。

[2]　其他影响地球表面接收到的紫外线辐射量的因素包括：季节、当地大气的湿度、臭氧层的厚度、轨道参数（例如随着地球轨道的变化，地球与太阳之间在特定时期的距离）（Hitchcock 2001; Madronich et al. 1998）。

[3]　Caldwell et al. 1998; Johnson, Mo, and Green 1976.

[4]　紫外线辐射损伤皮肤 DNA 的机制一直被广泛研究，现已为人知晓。詹姆斯·克里夫实施或指导了部分极为权威的相关研究。他的研究对象主要是罹患一种极罕见的基因病——着色性干皮病——的患者，他们受损的 DNA 无法进行自我修复。克里夫及其同事艾琳·克劳利（Eileen Crowley）发表了一篇关于紫外线损伤、DNA 修复和皮肤癌的优秀综述（Cleaver and Crowley 2002）。其他关于这一复杂又吸引人的话题的更新研究可参阅 Kappes et al. 2006; Pfeifer, You, and Besaratinia 2005。

紫外线辐射对 DNA 产生的最常见的光产物是环丁烷嘧啶二聚体（CPDs）。

[5]　欲知 UVA 和 UVB 对 DNA 产生的破坏的本质不同，可参见 Pfeifer, You, and Besaratinia 2005。人们在 21 世纪初才发现 UVA 可能是导致恶性黑色素瘤的关键因素，详情可参阅 Garland, Garland, and Gorham 2003;

Matsumura and Ananthawamy 2004。

[6] Cosentino, Pakyz, and Fried 1990; Mathur, Datta, and Mathur 1977.

[7] 叶酸对细胞再生能力的微妙影响让科学家意识到，即使是微小的叶酸缺乏，也可能对高发病率和死亡率的发育障碍及退行性疾病有着重要意义。

[8] Bower and Stanley 1989; Fleming and Copp 1998; Suh, Herbig, and Stover 2001.

[9] 关于叶酸水平与人体健康之间的关系，可在网上找到许多可靠且通俗易懂的文章，例如可查阅：http://ods.od.nih.gov/factsheets/folate.asp。

[10] 科学家通过实验观察了在 340 纳米和 312 纳米（UVA 和近 UVA 的波长）的光下叶酸的分解（光分解）情况，也观察了叶酸在伽马射线下的分解情况（Hirakawa et al. 2002; Kesavan et al. 2003; Lucock et al. 2003; Off et al. 2005）。纳米，缩写为 nm，是公制长度单位，用以衡量电磁波辐射的波长。

[11] 理查德·布兰达（Richard Branda）和约翰·伊顿（John Eaton）（1978）证明了叶酸在 UVA（360nm 的强度）的照射下会在体外发生光分解，且当长时间（一周 2 次，一次 30~60 分钟，持续至少 3 个月）暴露在相同波长之下后，人类受试者的血清叶酸水平会急剧下降。以上科学家及其他研究人员（例如 Zihlman and Cohn 1988）认为这个过程可能与肤色演化有关，但未提出一个特定的因果机制。

[12] Off et al. 2005.

[13] Jablonski and Chaplin 2000.

[14] 对于哺乳动物而言，或许将维生素 D 定义为激素而非维生素更为恰当，因为维生素 D 源自皮肤里的类固醇前体，即 7 - 脱氢胆甾醇（Holick 2003）。

[15] 迈克尔·霍利克（Michael Holick）是维生素 D 化学成分、生物活性及临床意义研究方面的先驱。他对维生素 D 在不同生命体中的分布抱有兴趣，他的许多文章都体现了他在演化方面的重要见解（如 Holick 1995, 2003）。

[16] 迈克尔·霍利克在波士顿大学医学院开展了对维生素 D 的产生和作用方式的研究，研究结果发现了刺激皮肤内维生素 D 生产的紫外线的波长范围（MacLaughlin, Anderson, and Holick 1982），前体和维生素原分子的化学表征（Webb, Kline, and Holick 1988），并确认了维生素有生物活性的形式，即 I α，25－二羟维生素 D_3。多年来，有不少推论认为，过度暴露在太阳光下会使人体产生过量活性维生素 D，从而导致人体出现维生素 D 中毒。这一机制被提出作为热带地区演化出深色皮肤的原因（Loomis 1967）。但是后来，科学家们证明了有生物活性的维生素 D 的过量生成根本就不可能（Holick, MacLaughlin, and Doppelt 1981）。

[17] Wharton and Bishop 2003; Holick 2001; Yee et al. 2005.

[18] Holick 2001; Yee et al.2005.

[19] Garland et al. 2006; Grant 2003.

第五章　保护皮肤的黑色素

[1] Ortonne 2002; Sulaimon and Kitchell 2003.

[2] 伊藤章介（Shosuke Ito 2003）通俗又可爱地描述了确定真黑色素化学式的艰辛过程。真黑色素是人类及其他哺乳动物皮肤中的两类黑色素中的一类。

[3] Kollias et al. 1991; Ortonne 2002.

[4] Kollias 1995a; Sarna and Swartz 1998.

[5] Kaidbey et al. 1979; Kollias 1995a, 1995b.

[6] Young 1997.

[7] 这项巧妙的研究表明，常见于金色斑马鱼的该基因（slc24a5）的变体，和欧洲人的主要基因属于同源基因或者功能相似的基因。这种保守且古老的基因存在于非洲和亚洲土著人群中（Lamason et al. 2005）。

[8] 褐黑色素为头发赋予红色，给皮肤白皙的人脸上带去点点微红的雀

斑。褐黑色素也存在于东亚人和东亚人的美洲后裔的皮肤当中（Thody et al. 1991; Alaluf et al. 2002）。皮肤中的褐黑色素让亚洲部分民族被贴上"黄皮肤"的标签。

[9] Ortonne 2002.

[10] 其他常见的着色异常包括花斑和各种类型的色素过度沉着（Sulaimon and Kitchell 2003; Robins 1991）。

[11] 阿什利·罗宾斯（Ashley Robins 1991）在其书中对人类的色素沉着进行了全面的回顾，并简明扼要地阐述了人类白化病的生化基础和临床表现。

[12] 研究表明，不同个体体内黑色素细胞的数量惊人地一致，但活性则取决于色素沉着水平（由基因决定）、紫外线辐射量及年龄（Fitzpatrick, Seiji, and McGugan 1961; Halaban, Hebert, and Fisher 2003; Lock-Andersen, Knudstorp, and Wulf 1998）。

[13] 有几篇优秀的论文详细地介绍了皮肤内自由基的产生及活性问题，详阅：Ortonne 2002; Sulaimon and Kitchell 2003; Young and Sheehan 2001。

[14] 关于保护 DNA 免受紫外线辐射伤害，及黑色素在这一过程中所起的重要作用，可见：Cleaver and Crowley 2002。关于紫外线及其他高能辐射对叶酸的破坏的讨论，可见：Kesavan et al. 2003。

[15] 托马斯·菲茨帕特里克（Thomas Fitzpatrick）和让-保罗·奥顿（Jean-Paul Ortonne）（2003）发表了一篇处理晒黑问题的权威文章。构成性色素沉着与皮肤癌易得性之间的关系，一直是无数研究的重点，斯特姆（Sturm 2002）和瓦格纳等人（Wagner et al. 2002）就专门研究了天生浅肤色人群有更高风险晒伤和罹患皮肤癌的问题。

[16] Olivier 1960; von Luschan 1897。

[17] 约瑟夫·韦纳（Joseph Weiner）最早描述了 EEL 反射分光光度计（由埃文斯电子有限公司制造）在衡量人类肤色方面的实用性。韦纳是英国杰出的人类学家，也是揭露皮尔丹骗局的人。1912 年，查尔斯·道森（Charles Dawson）在英格兰的一个砾石坑发现了所谓的皮尔丹人

（Piltdown man）。皮尔丹人，学名 *Eoanthropus dawsoni*（道森原始人），一出场便轰动一时，因为它既有现代人类又有类人猿的解剖学特征，被认定为人类和类人猿演化过程中"缺失的一环"。1953年，由韦纳带领的科研团队证明了皮尔丹人是一个骗局，皮尔丹人实际上是由一个中世纪人类的头盖骨和一个红毛猩猩的下颌拼成的。关于恶作剧的始作俑者的身份，至今在古人类学中还是个谜。

[18] Wassermann 1974.

[19] Fitzpatrick and Ortonne 2003.

第六章　肤色与色素沉着

[1]　我们有多种方式可以确定一个谱系某一特征的原始状态。其中最常见的方法是外群分析（outgroup analysis），即利用一种特征存在于与被研究谱系特别亲近的生物体中的状态，来推断该谱系此特征的原始状态。根据类人猿的肤色特征和出汗能力特征，我们可以锁定与类人猿关系最亲密的群体——旧大陆猴——作为外群，通过旧大陆猴判定类人猿以上特征可能的原始状态。对于包括旧大陆猴、类人猿及人类的所有狭鼻灵长类，我们可以通过研究其最亲近的种群——阔鼻猿或新大陆猴等来推断它们的原始状态。这种分析模式显示，所有灵长类的原始状态特征包括：浅肤色，顶泌汗腺为主，身披深色毛发。

[2]　与其他狭鼻猿不同，大猩猩（与黑猩猩和人类更亲近的非洲类人猿）的肤色深，且披有深色毛发。虽然大猩猩生活在非洲的热带森林之中，但它们白天大部分时间在开放的林中空地或沼泽地觅食，也就是洼地或者大树倒下的地方。森林中的这些"沙拉碗"区域能给大猩猩带来大量可食用的植物。但与环绕其周围的森林不同，这些空地是完全暴露在赤道的烈日和紫外线辐射之下的。大猩猩因为大部分时间在这类地方觅食，所以很可能自然就演化出了具备保护性的深色皮肤。

[3] 另有两类被公认的原始人类：一类出现在南方古猿之前，另一类与
南方古猿几乎处在同一时期，它们分别是生活在距今约 600 万年前
乍得的萨赫勒人和生活在距今约 450 万年前埃塞俄比亚的始祖地猿
（*Ardipicthecus ramidus*）。但我们还无法最终判定这两个物种在演化树
上的位置，因为还不清楚它们的解剖结构、体态和移动方式。二足性
被认为是人类谱系关键且具有决定性的一个适应性变化。

[4] "南方古猿"普遍用于指代所有出现在人属之前的原始人类，包括
南猿属（*Australopithecus*）、傍人属（*Paranthropus*）、肯尼亚人属
（*Kenyanthropus*）。南猿属包括至少四个不同的种：南方古猿湖畔种
（发现于肯尼亚距今约 440 万年前的沉积岩中）、南方古猿羚羊河种
（发现于乍得，距今约 400 万年）、南方古猿阿法种（发现于埃塞俄
比亚和坦桑尼亚，距今 360 万年前至 320 万年前）、南方古猿非洲种
（发现于南非，距今约 300 万年前）。与之关系亲近的是强壮型南方
古猿。相较于纤弱型南方古猿，强壮型南方古猿有更大的牙齿和下颌
关节，也属于另一个不同的生态位。强壮型南方古猿谱系通常被归入
另一个独立的属——傍人属。在 300 多万年前，傍人属从南方古猿属分
离出来。傍人属下有三个广受认可的成员：埃塞俄比亚傍人、鲍氏傍
人、罗百氏傍人。最新添加的成员是肯尼亚平脸人，发现于肯尼亚北
部图尔卡纳湖洛麦奎的沉积岩中，距今约 350 万年。肯尼亚平脸人具
有与人属早期成员相似的面部特征，但年代更久远。

[5] 30 年来，有很多种南方古猿被提议作人属的直接祖先，但最终尚未
有任何一种被选定，主要原因在于人属本身尚无一个明确的解剖学定
义。有一些南方古猿候选者的牙齿和颅骨都太特别，不可能产出人属
中普遍存在的解剖学特征。通常来讲，年代越久远的物种就越能展示
出具有普遍性的解剖学特征，也因此更适合做人属的直接祖先。许多
古人类学家认为，就目前已知的所有南方古猿中，湖畔南方古猿与人
们所期望的人属直接祖先特征最为一致。

[6] 大多数人类演化相关专业的学生会将已知最早的人属归为匠人。

[7] Rogers, Iltis, and Wooding 2003.

[8] 美国著名体质人类学家保罗·贝克（Paul Baker）等人开展了一项专门针对人类热负荷和不同肤色（及其他因素）对热负荷造成改变的基础性研究。这些研究，大部分是与美国军方联合完成的，目的是评估不同外貌和体格的士兵在耐力和环境适应能力上的差异（参阅如 Baker 1958；也可参阅 Daniels 1964）。欲知脊椎动物的肤色对决定其热负荷的重要性，请参阅 Walsberg 1988。

[9] 有关智人（Homo sapiens）的最早化石证据，详见 White et al. 2003。关于人类到底是在何时第一次出走非洲的，至今还存在争议，原因在于缺乏有价值的化石证据。欲见相关的化石证据，请参阅 Stringer 2003。

[10] 这些纪年界定是基于久远的考古和古生物化石序列的分析，以及通过对比 DNA 序列得到的对种群分化时期的合理估计；关于此话题的权威文章，详见如 Underhill et al. 2000；Henshilwood et al. 2002；Adcock et al. 2001；Klein et al. 2004；Luis et al. 2004。

[11] 关于人类肤色演化的全面介绍，详见：Jablonski and Chaplin 2000。详细摘要可见：Jablonski 2004。

[12] 在例如晒伤、与太阳有关的皮肤退化和皮肤癌这样的副作用中，只有恶性黑色素瘤普遍影响育龄人群，但数量极少，几乎不太可能对自然选择产生显著影响（Jablonski and Chaplin 2000）。哈罗德·布鲁姆（Harold Blum）认为深色皮肤的形成不可能主要是为了预防皮肤癌，因为皮肤癌极少在生育顶峰期致人死亡（Blum 1961）。其他对于皮肤高度黑化的适应性解释包括，能为在如热带雨林等幽暗的栖息地提供有效的隐蔽功能（Cowles 1959），或能更好地抵御热带疾病和寄生虫（Wassermann 1965）。但这些假说都无法解释繁殖的实际或潜在增长（Jablonski and Chaplin 2000; Blum 1961）。

[13] 要生成具有生物活性的维生素 D，需要经过许多步骤，第一步则发生在皮肤中。关于这一步的许多详细过程都有迈克尔·霍利克的努力。迈克尔·霍利克是波士顿大学医学院维生素 D 与健康实验室主任，多

年来致力于维生素 D 与人体健康的研究。在此全力推荐迈克尔及其团队的权威科研成果：Holick, MacLaughlin, and Doppelt 1981; Holick 1987; Webb and Holick 1988; Webb, Kline, and Holick 1988; Holick 1995, 1997, 2004。

[14] Kaidbey et al. 1979; Stanzl and Zastrow 1995.

[15] 浅色皮肤演化的所谓维生素 D 假说首先由弗雷德里克·莫里（Frederick Murray）（1934）提出，随后由 W. 法恩斯姆斯·卢米斯（W. Farnsworth Loomis）（1967）进行了深入发展。但并非业内所有权威都认同这个假说。人类学家 C. 劳瑞·布雷斯（C. Loring Brace）认为皮肤脱色不是源于一种对较浅色素的主动选择，而是因为人类往越来越高的纬度徙居，不再需要深色皮肤来抵御紫外线，色素系统没有了选择压力。布雷斯的结构性减少假说是基于"潜在变异效应"上的，在这种情况下，控制黑色素的基因变异持续累积，导致黑色素减少或者直接不生产了。布雷斯认为这种效应不仅能解释人类皮肤脱色问题，也能解释诸如穴居动物为何都不具备视力、所有与皮肤相关的结构都没有黑色素这类现象（Brace 1963）。

[16] Webb, Kline, and Holick 1988.

[17] Jablonski and Chaplin 2000.

[18] Cornish, Maluleke, and Mhlanga 2000.

[19] 经过几十年激烈的科学辩论，关于尼安德特人到底是不是现代欧洲人的主要祖先之一的问题，终于得到了令人满意的结果。科学家们从来自四个不同的代表性区域的尼安德特人的骨头中提取了 DNA 证据，但是这个线粒体 DNA 并没有在现代人类中找到。这一发现不能排除尼安德特人对现代人类基因池有贡献的可能性，但是它说明，假如该 DNA 曾经存在于现代人类，现在却不存在了，那么很可能是被现代人类的基因给淹没了，或者被遗传漂变清除了（Serre et al. 2004）。

[20] Lee and Lasker 1959.

[21] 携带 MC1R 基因变体的人具备皮肤白、头发红、有雀斑的特点，这类

人更容易患黑色素瘤或非黑色素瘤皮肤癌（Sturm et al. 2003）。

[22] Ortonne 2002; Kaidbey et al. 1979.

[23] 一个人所能接收到的紫外线辐射峰值与他 / 她所处的位置有关。紫外线峰值在夏季。太阳光中紫外线的含量随着纬度的变化而变化。大部分纬度地区收到的更多是长波紫外线辐射（UVA），因为 UVA 可以从任何角度穿透大气层。在非热带地区，大气都能在一年中大部分时间过滤掉短波紫外线辐射（UVB）。

[24] Barker et al. 1995.

[25] Cleaver and Crowley 2002.

[26] 有关晒黑反应的更多描述，详见 Kaidbey et al. 1979；Ortonne 2002。关于紫外线释放的活性氧（自由基）如何破坏皮肤中的结构蛋白，详见 Fisher et al. 2002。

[27] 欧洲航海国家与亚洲、非洲和美洲各洲沿海地区的大规模联系始于 15 世纪的文艺复兴后期。关于这段时期旅行者对各洲的印象，苏嘉塔・艾扬格（Sujata Iyengar）做了最好的整理和解读（Iyengar 2005）。苏嘉塔・艾扬格专门研究英国文化中与肤色相关的文化传说。

[28] 雅布隆斯基及卓别林（2000）把土著人定义为从公元 1500 年后就一直在当地生活的人群。这一时间界定虽然没能将 1500 年以前发生在大陆内部的几次主要的人口流动考虑在内（例如班图语人在非洲的扩张），但鉴于欧洲殖民时代的开启时间，还是相对合理的。这些流动，连同欧洲殖民运动及其他越来越迅速和长距离的人类迁移活动，从根本上改变了史前建立起来的人类面貌。人类迁移，特别是农业出现以后的迁移，使得解读人类表型在地理学和生物学方面的主要趋势变得困难起来。

[29] Chaplin and Jablonski 1998.

[30] Chaplin 2001, 2004.

[31] Jablonski and Chaplin 2000; Frost 1988.

[32] Frost 1988; Aoki 2002.

[33] 女性在妊娠和哺乳期，会流失其骨骼内 10% 左右的钙和磷酸盐（Kalkwarf and Specker 2002; Kovacs 2005）。

[34] Jablonski and Chaplin 2000.

[35] 罗宾斯（Robins）（1991）总结了激素对皮肤色素沉着的影响，并讨论了妊娠和口服避孕药对黄褐斑的影响。

[36] 出处同前。

[37] Diamond 2005.

[38] Chaplin 2001; Johnson, Mo, and Green 1976.

[39] 当因纽特－阿留申人放弃传统饮食、拥抱现代饮食，逐渐食用起加工食品和低维生素 D 的食品后，他们开始大面积患上维生素 D 缺乏病，特别是佝偻病（Gessner et al. 1997; Haworth and Dilling 1986; Moffatt 1995）。

[40] Barsh 1996; Sturm, Teasdale, and Box 2001.

[41] MC1R 基因研究正在全力展开，世界上许多实验室都在进行相关研究。MC1R 之于人类就好比刺豚鼠（Agouti）基因之于老鼠。刺豚鼠基因是调节老鼠皮毛真黑色素和褐黑色素生产的基因。在人类皮肤中，α－促黑激素（α－黑色素细胞刺激激素）和黑色素细胞上表达的功能性 MC1R 受体结合，刺激真黑色素生成（Barsh 1996; Rana et al. 1999; Scott, Suzuki, and Abdel-Malek 2002）。MC1R 基因变异体（多态性）的意义已被研究得相当充分（如 Rana et al. 1999; John et al. 2003），尤其是与皮肤癌易感性有关部分（Healy et al. 2001; Scott et al. 2002; Smith et al. 1998）。艾伦·罗杰斯、大卫·伊尔蒂斯和史蒂芬·伍丁（2003）通过出色的研究，证实了深色色素（以及相伴的 MC1R 序列缺乏变异）在人属早期历史中的重要性。

[42] 欲知 MC1R 基因变异重要性的综述，可参阅 Sturn, Teasdale, and Box 2001。宾夕法尼亚州立大学的基斯·成（Keith Cheng）团队利用斑马鱼实验模式展开研究，阐明了欧洲人浅色皮肤的可能遗传基础（Lamason et al. 2005）。

[43] Jablonski and Chaplin 2000。这一说法得到了一种与脱色皮肤有关的，变

异基因的支持。这种变异基因发现于欧洲浅肤色人群中，而不是亚洲浅肤色人群（Lamason et al. 2005）。

[44] Race, Ethnicity, and Genetics Working Group 2005.

[45] 有两篇论文探讨到了这个微妙且重要的话题，参阅 Parra, Kittles, and Shriver 2004; Gravlee, Dressler, and Bernard 2005。

[46] 生活在夏威夷考艾岛的日本人患非黑色素瘤皮肤癌的概率，比生活在日本本土的日本人高 45 倍，因为考艾岛紫外线强度更强，以及当地人习惯在户外活动（Chuang et al. 1995）。和那些被"移植"到阳光更充足的地方的欧洲人一样，浅肤色亚洲人因为他们的肤色表型，在这种地方也更容易患皮肤癌。

[47] Garland et al. 2005; Hodgkin et al. 1973.

第七章 "感觉之母"——触觉

[1] 这段文字是对古生物学家海尔特·弗尔迈伊（1999）一篇论文里的一句话的转述。海尔特是一位盲人，在这篇论文中，他描述了自己是如何通过触摸来研究形态学细节的。

[2] 拥有拇趾是区分灵长类与其他哺乳动物的一个重要特征。与这一特征相关联的还有高度灵活的踝关节。哺乳动物中除了灵长类，像啮齿类、食虫类，也有拇趾，但只有灵长类是目前已知附肢最灵巧、敏捷的。

[3] Chu et al. 2003; Dominy 2004.

[4] 一些新的观察性和实验性的研究着眼于长期失明人士的行为适应和神经适应。弗尔迈伊自幼失明，热心描述了他是如何依靠双手开展古生物田野调查的（1999, 217）。大脑皮层对失明的适应，包括大脑中与听觉和触觉相关区域"征用"了部分视觉神经，这是神经元可塑性的极端却重要的例子。神经元可塑性指的是神经系统具有部分适应内部或

外部输入的潜力（Van Boven et al. 2000; Sathian 2005）。

[5] 关于约翰·祖克（John Zook）控制蝙蝠飞行的新闻报道，详见 Miller 2005。祖克在美国神经科学学会 2005 年的大会上报告了这些发现，但还未将这些研究成果发表在任何科学杂志上。

[6] 高尔顿（Galton）利用皮嵴的分支点和端点建立了指纹特征概率模型。一个人的指纹一生都不会改变（Roddy and Stosz 1997），现在它也越来越多地被用于自动识别系统中。

[7] 研究人员最终证明，壁虎是靠着范德华力产生的干黏附抓牢光滑表面的（Autumn et al. 2002）。人们根据刚毛表面密度和黏附度之间的关系制造了一种新型的黏合剂，这种黏合剂用纳米材料制成。

[8] 虽然人们很早就意识到视觉在灵长类早期演化中的重要作用，但直至最近才对灵长类的感官演化有了一个较为全面的了解，这得益于皮特·卢卡斯和纳撒尼尔·多米尼富有创造性的综合研究。卢卡斯和多米尼有力地证明了灵长类敏锐的色觉和分辨力绝佳的触觉，是自然选择的结果，以便提高动物探测到周围环境中高质量（通常为红色或者黄色）的食物（如成熟的水果和嫩叶）的能力（Dominy and Lucas 2001; Dominy 2004）。

[9] 参见 Montagu 1971, 290–291。

[10] Horiuchi 2005.

[11] 阿什利·蒙塔古（1971）详细探讨了人类阴道分娩的重要性。新生儿在这一过程中的经历，以及母亲的拥抱和爱抚中受到的触摸，对新生儿的存活至关重要。蒙塔古援引了一些报告以说明，相较于足月且阴道分娩的婴儿，因剖腹产或早产而丧失部分或全部以上经历的婴儿会更容易患有呼吸并发症和更高概率的神经兴奋性。

[12] 阿什利·蒙塔古（1971）和蒂芙尼·菲尔德（Tiffany Field）（2001）都提供了大量文献以说明母亲与新生儿长时间身体接触的本质和好处。

[13] 关于早产儿对触摸和按摩的反应的研究，详见菲尔德在其所著科普作品《触摸》（Touch, 2001）中的总结。

[14] 心理学家哈里·哈洛（Harry Harlow）曾做过一个非常出名的实验，但

对于某些人而言也十分无耻，实验分别证明了短期和长期的触摸剥夺对猕猴的影响（Ruppenthal et al. 1976; Harlow and Zimmerman 1958）。哈洛及其同事发现，不仅被剥夺触摸的幼崽会终生遭受焦虑和易怒的折磨，而且被剥夺与幼崽接触的母亲也无法学会正确的育儿技巧。这些研究结果使动物园及灵长类研究机构中的动物受益，但对人类幼儿的抚育没有太大影响（Harlow et al. 1966）。

[15] Harlow and Zimmerman 1958.

[16] 我曾在尼泊尔农村观察过人们给婴儿按摩，在整个漫长的全身按摩过程中，婴儿始终保持宁静，之后很快地进入了梦乡。

[17] Field 2001.

[18] 志愿者"祖父母"参加了一项为期一个月的婴儿理疗研究，他们反映自己从中获益良多，包括改善了生活方式、社交生活，也少了许多医疗投诉（Field 2001）。

[19] 人们很早就认识到了触摸在育儿中的重要性。德国孤儿院的案例源自埃尔希·威多森（Elsie Widdowson）（1951）的一项研究。这份研究被频繁引用，在后来的许多教科书及通俗育儿文章中被概括介绍。蒙塔古（1971）对研究孤儿院和儿童病区的"温柔爱抚"的文献做出了有力总结。罗伯特·萨波斯基（Robert Sapolsky）（2004）探讨了应激性侏儒症与爱抚的关系。

[20] 自闭症患者对轻触极度敏感，会觉得这种触摸令人痛苦或者烦躁。但有时他们中有些人也会认为深触或大面积的按压能使人放松。这是在奥利弗·沙克斯（Oliver Sacks）记录了坦普尔·葛兰汀的故事之后，人们才广泛认识到的现象。坦普尔·葛兰汀是一位患有自闭症的科学家，她为自己建造了一把"挤压座椅"，以在她感到焦虑不安时让自己平静下来（Sacks 1996）。葛兰汀在《以图片形式思考》（*Thinking in Pictures*, 1996）中亲身讲述了自己的故事，同时她也与大家分享了一个重要信息，即身体按压能起到安抚家畜的作用。萨波斯基（2004）在其著作中讨论了深触和按摩对生理的影响，以及对儿

童成长的有益作用。

[21] 弗朗·德瓦尔（Frans de Waal）带领的团队及其他科学家记录了梳理毛发在许多旧大陆猴和黑猩猩群体建立、维护和修复联盟关系方面的作用。关于这方面的优秀介绍，详见：Waal and van Roosmalen 1979；de Waal 1993。

[22] Sapolsky 2004, 2005.

[23] 在狒狒社会中，地位较低的狒狒母亲被置于主要觅食区外，结果她们和幼崽就无法吃到那些被更高级别的狒狒垄断的食物。珍妮·奥尔特曼（Jeanne Altmann）和斯图亚特·奥尔特曼（Stuart Altmann）和其他科学家详细研究了这些个体的最终命运，详见 Altmann et al. 1977；Silk, Alberts, and Altmann 2003。

[24] Suomi 1995.

[25] Aurelli and de Waal 2000; de Waal 1993, 1990.

[26] 我的英国婆婆在我的婚礼之后惊呼"我这辈子从来没被亲得这么多过！"——她说的是她在我的婚礼上遭受的来自我的美籍意大利亲戚的热情暴击。在有些文化中，对陌生人表达情感十分奔放自由，而在有些文化中则会相对保守得多。

[27] Montagu 1971。在 2004 年的一次肯尼亚之行中，我注意到《内罗毕标准报》（Nairobi Standard）上有一个专栏就婴儿车日益流行的问题进行了探讨。所有参与讨论的医疗和儿童护理机构都谴责婴儿车这种装置，认为它是强行将婴儿与母亲的爱抚分离的刑具。

[28] 蒙塔古在其专著中就这个话题进行了热烈的讨论（1971, 274–275）。

[29] Field 2002.

[30] 蒙塔古仔细地研究了这一现象，强调了体罚儿童与发生在纳粹德国和 20 世纪早期英国的各种社会病态学表现形式的关系（Montagu 1971, 275–279）。

[31] 俗话说"好医生好比优秀的美容师"（Dr. Lynn Carmichael, Field 2001）。在这里，换句话说，一名优秀的医生知道何时该向他／她的患者送去关怀。

[32] Weze et al. 2005; Dillard and Knapp 2005; Butts 2001; Field 2001.

[33] 鲜有严肃的研究关注触摸和按摩在老年人护理中的作用，但还是有一些积极和鼓舞人心的报告（Butts 2001; Gleeson and Timmins 2004）。培训卫生保健工作者掌握抚触技巧十分重要，特别是在目前越来越多的老年人住进护理机构的这个大背景之下。但是培训必须考虑周全，同时应适当关注各方的合法权益。

第八章　情绪、性和皮肤

[1] 皮肤内有神经接收器和化学物质，使其能对外界刺激产生非自主反应。这些反应有的很迅速，有的很缓慢。皮肤自己也能够产生化学物质，包括从甲状腺激素到性激素（雄性激素和雌性激素）等一系列激素。甲状腺激素能刺激皮肤纤维母细胞和角质细胞的活性，并且似乎对毛发形成和皮脂生成也起着至关重要的作用。雄性激素促进胡子、腋毛、阴毛的生长。雌性激素阻碍毛发生长，并弱化皮脂腺功能。人类自然衰老过程中出现的激素变化会严重影响皮肤状态，特别是雌雄激素达到峰值的青春期和开始走低的中年之后。皮肤也会生产并转化激素，例如它能将脱氢表雄酮（DHEA）转化成二氢睾酮（DHT）。因此，许多科学家倾向于将人类皮肤称为人体最大的独立体表内分泌器官（Zouboulis 2000）。

[2] Zihlman and Cohn 1988; Folk and Semken 1991.

[3] 克里斯蒂安·柯莱特（Christian Collet）探讨了皮肤导电性变化及其他反应汗腺活动的影响，参见 Collet et al. 1997。众所周知，测谎仪不够可靠（Saxe 1991），因此全世界许多法庭都不采信测谎仪得到的证据（Ben-Shakhar, Bar-Hillel, and Kremnitzer 2002）。心理生理学研究方兴未艾，这个领域现在正用带有传感器的新型测谎仪收集撒谎时的生理数据（Yankee 1995）。

[4] 我们都知道面部动脉对情绪具有强烈反应（Wilkin 1988），但这种反应

却有显著的个体差异（Katsarou-Katsari, Filippou, and Theoharides 1999）。

[5] Sinha, Lovallo, and Parsons 1992.

[6] Montoya, Campos, and Schandry 2005.

[7] Drummond 1999; Drummond and Quah 2001.

[8] 面部交感神经分布复杂，包括既能收缩又能扩张血管的神经纤维。愤怒时，这两种效应相互竞争，扩张压倒了收缩，于是出现了涨红的脸（Drummond and Lance 1987; Drummond 1999）。脸红时，负责扩张的交感神经似乎更活跃，体现在大脑负责此效应通路产生的细微变化。在脸红时，可能收缩始终不敌扩张，于是更多血液流入面部动脉，强化了脸红效果。脸红反应的分级性质是有依据的（Leary et al. 1992）。在极度尴尬的情况下，面部发红、脸颊温度升高、手指皮肤的导电性增加的程度，比在其他情绪激动的情况下都要强，甚至是愤怒的情绪（Shearn et al. 1990）。脸红反应的强度可能与一个人患酒渣鼻的倾向有关。酒渣鼻是在第九章中描述的一种皮肤病。受到业界尊敬的皮肤科医生阿尔伯特·克里格曼（Albert Kligman）基于自己的一次演讲，在一篇论文中生动地探讨了它们之间的关系，详见 Kligman 2004。

[9] Böels and Lamers 2002.

[10] Jablonski and Chaplin 1993; Jablonski, Chaplin, and McNamara 2002.

[11] Montagna 1971。

[12] Domb and Pagel 2001; Dunbar 2001.

[13] 在灵长类动物中，当个体达到性成熟时，就会离开原生群体，到其他群体中去。这一机制的出现，目的在于促进小群体与外界的基因交流，提高基因多样性，避免近亲繁殖。但是，根据珍·古道尔（Jane Goodall）的记录，有时候土著黑猩猩会对任何靠近它们领地的黑猩猩展开残忍的攻击（Goodall 1986）。过去 30 年来，也有其他长期专注野外黑猩猩研究的灵长类动物学家，观察到相似攻击及袭击行为，并做了相应记录（Manson and Wrangham 1991）。

[14] Matsumoto-Oda 1998.

[15] Abramson and Pearsall 1983。关于脸红缘何而起，又因何而止，至今仍有无尽疑点（Kligman 2004）。性潮红似乎是因为性兴奋改变了淋巴系统的功能，但具体机制至本书写作时仍不清楚。

第九章　皱纹、粉刺、疤痕……

[1]　Connor 2004.

[2]　Grevelink and Mulliken 2003.

[3]　临床上最常见的痣，被称为获得性典型黑色素细胞痣或非典型黑色素细胞痣，详见 Tsao and Sober 2003。

[4]　斯蒂芬·康纳写的关于痣的占卜文章很吸引人，并且提供了该主题大量的原始资料（2004, 96-108）。

[5]　我们已经对皮肤伤口愈合的初始阶段在分子水平上有了深刻认识，对于该主题有一些很有价值的综述（参见如 Diegelmann and Evans 2004；Gharaee-Kermani and Phan 2001）。我们对伤口愈合和疤痕形成的后期阶段了解较少，但仍在使用包括昆虫在内的动物模型进行研究（"Molecular Biology of Wound Healing" 2004）。

[6]　Taylor 2002, 2003; Ketchum, Cohen, and Masters 1974.

[7]　对节肢动物及其脊椎动物宿主的共同进化，以及通常由节肢动物传播的疾病的分子研究，正逐渐为人们揭开人类长期遭受的重大疾病如疟疾，以及不那么严重但令人烦恼的问题，如身体和头部受到虱子的侵扰的原因（Hartl 2004; Burgess 2004）。

[8]　伊恩·伯吉斯（Ian Burgess）（2004）在一篇综述中总结了虱子和人类进化关系的更多细节。

[9]　罗伯特·谢里丹（Robert Sheridan）（2003）提供了一个简短且权威的烧伤及其治疗总结。

[10]　欲知烧伤的护理和治疗方法，可参阅 Ravage 2004。

[11] 许多优秀的网站可以帮助人们了解皮炎的常见形式。例如由美国家庭医师学会汇编的这个网站，囊括了关于皮疹和其他皮肤问题的实用自测表：https://familydoctor.org/symptom/skin-rashes-skin-problems/。

[12] Ikoma et al. 2003.

[13] 加里·费希尔（Gary Fisher）及其同事对皮肤老化的生理过程进行了权威性总结（Fisher et al. 2002）。随着年龄的增长，皮肤失去了一些作为屏障的功效，许多功能水平下降或变差，包括细胞更新、伤口愈合、汗液和皮脂生成、维生素 D 生成、DNA 修复等。

[14] 关于皮肤癌的文献非常丰富。皮肤癌的病因和流行病学的综述，可参阅 Christenson et al. 2005；de Gruijl and van Kranen 2001；Sturm 2002；Garland, Garland, and Gorham 2003。

[15] 这些估计数字是基于美国癌症协会提供的数据，该协会关于非黑色素瘤皮肤癌的网站在：https://www.cancer.org/cancer/basal-and-squamous-cell-skin-cancer/about/what-is-basal-and-squamous-cell.html?sitearea=。

[16] Erb et al. 2005; Cleaver and Crowley 2002.

[17] Christenson et al. 2005.

[18] Sturm et al. 2003; Newton Bishop and Bishop 2005.

[19] 许多因素决定黑色素瘤的预后。这些指标包括病变的厚度、皮肤上原发病变的溃疡程度以及淋巴结转移量。年龄和病变部位等因素也会影响临床治疗的结果。在恶性黑色素瘤中，转移部位及其相关的血液供应会严重影响预后（Homsi et al. 2005）。

[20] 有关预防皮肤癌的更多信息，请参阅美国国家癌症研究所提供的在线资源：www.cancer.gov/cancertopics/pdq/prevention/skin/Patient/page2。

第十章　打扮皮肤，表达自我

[1] 纵观人类历史，文身在识别战争中牺牲的人方面发挥了重要作用。即

使在今天，正式的军事申请和各种形式的正式身份证明，也会询问申请人的身体上是否有任何永久性的标记或文身，这些标记或文身可能有助于在人死亡后确定其身份。

[2] 学习如何评估由视觉感知构成的第一印象，并对其采取适当的反应，是一项技能。马尔科姆·格拉德威尔（Malcolm Gladwell）在他的畅销书《眨眼之间》（*Blink*, 2005）中指出，第一印象往往是正确的，若我们试图通过对人和事的分析来改变第一印象，而我们的文化将这种行为合理化时，这可能会导致我们犯下重大、代价高昂且十分危险的错误。关于服装的意义，哈罗德·科达（Harold Koda）（2001）对"着装的技巧"进行了一次精妙而图文并茂的评述，文中按身体部位进行了介绍。

[3] 苏珊·本森（Susan Benson）在她的文章中对工业化国家中永久性身体修饰的文化意义所进行的探索，是迄今为止最有见地的文献之一，她强调了现代社会中人类的个性和身份概念的易变性具有重要意义（Benson 2000）。

[4] 在20世纪早期，面部重建手术在欧洲变得越来越重要，主要是由于在第一次世界大战的堑壕战中有数十万军人面部受到严重损伤，退伍军人对其有大量需要（Kemp 2004）。在第二次世界大战中，整形手术变得更为重要，特别是用来处理飞行员在飞机燃料爆炸时遭受的毁容和烧伤。那个时代最著名的整形外科医生之一是阿奇博尔德·麦克印多（Archibald McIndoe），他是新西兰人，在英国工作期间开创了治疗手部和面部严重烧伤的新技术。麦克印多充分认识到面部作为人类社会"通行证"的重要性，并强调整形手术有助于帮助患者重新融入社会。欲了解麦克印多的传记，参阅 Mayhew 2004。

[5] 缝制衣服出现的最早年代，只能通过制造衣服的工具或用作装饰的珠子或贝壳这类间接证据来推断。这些工具和饰物大概出现在旧石器时代晚期（4万年前~1万年前）（Bar-Yosef 2002）。最早的可确定年代的针，似乎来自现代以色列加利利海沿岸的一间小屋遗迹（Nadel

et al. 2004）。在土耳其和黎巴嫩的一些遗迹中，也发现了用来装饰衣服和身体的骨头和贝壳珠子，其年代可追溯到 4.3 万年前～4.1 万年前（Kuhn et al. 2001）。

[6]　卡尔·格罗宁（Karl Groning）在其配有精美插图且极具权威性的书中（1997）回顾并讨论了不同文化中人体彩绘所使用的颜料。克里斯托弗·汉斯希尔伍德（Christopher Henshilwood）及其同事认为在南非布隆伯斯洞穴中发现的红赭石可能是用来装饰身体的最早证明（Henshilwood et al. 2002）。欲了解人体彩绘历史的一般性讨论，参阅 Groning 1997；Walter et al. 1999。

[7]　Groning 1997.

[8]　Groning, 1997; Walter et al. 1999.

[9]　Groning 1997.

[10]　19 世纪 20 年代，铅白在欧洲被广泛使用，直到后来被氧化锌取代。我们可能永远不会知道这种方式导致的铅中毒使神经系统疾病的发病率或死亡率达到了多高。

[11]　在一些研究中讨论了面部在儿童时期的发育及其与成人眼睛相对大小的意义，参阅 Brown and Perrett 1993；Campbell et al. 1999；Schmidt and Cohn 2001。

[12]　把嘴唇涂成红色是一种相当普遍而古老做法，就目前所知，在古埃及中王国时期和古希腊时期都有出现。从中世纪开始，红唇在欧洲就很流行，但并不总是受到社会的认可。梅格·科恩·拉加斯和凯伦·科兹洛夫斯基生动地描绘了口红的历史（Meg Cohen Ragas and Karen Kozlowski 1998）。

[13]　克劳迪娅·本蒂恩详细论述了在文学作品中（特别是巴尔扎克的小说）如何使用面部色彩来向读者暗示人物的情感状态和心理品质（Claudia Benthien 2002）。欲了解化妆品销售和生产的迅速增长，可参阅 Ragas and Kozlowski 1998。

[14]　Fowler 2000。奥兹文身的意义和文身图案的意义一直是学术界和大众

争论的焦点。一些学者认为文身是治疗性的，而不是装饰性的。

[15] Bogucki 1999.

[16] Kirch 1997.

[17] 本森认为，文身可能对那些被剥夺了正常"社交气泡"（例如刚刚移民到一个国家或入住一个社区）的个人或群体特别重要，因为他们希望有一种明显的方式达到自我保护和自我认同（Benson 2000）。康纳提供了一个有趣的讨论，称与被文身永久玷污的皮肤相比，没有标记的皮肤是纯洁和清白的（Connor 2004）。

[18] 本森探讨了现代西方文身和其他身体修饰形式的历史根源，并令人信服地总结了这些实践在现代文化中的地位（Benson 2000）。

[19] 许多民族志都记载了利用文身来标记生活中的标志性事件，威廉·萨维尔（William Saville）提供了尤为详细的描述（1926, 59-61）。让-克里斯·米勒广泛地讨论了是什么激励今天的人们用永久性人体艺术装饰自己（Jean-Chris Miller 2004）。

[20] 激光去除深色墨水的文身的效果，通常比去除浅色墨水的更好，但这一过程也是有风险的。一些颜色较浅的墨水（包括两种常用的偶氮化合物）在受到高强度激光照射时，会分解成具有潜在毒性的产物（Vasold et al. 2004）。

[21] 基于 1998 年 3 月加州科学院的琼·安德森（June Anderson）对曼海蒂艺术家莉拉·肯特（Lila Kent）和拉维·卡托拉（Ravie Kattaura）的采访。

[22] Gay and Whittington 2002; Klesse 1999.

[23] 本蒂恩（2002, 222）引用史帝拉的话。1995 年，史帝拉在接受德国科隆媒体艺术学院的保罗·阿特佐里和柯克·伍尔福德的采访时说："从形而上学的角度来说，我认为我们在过去把皮肤视为一个表面，一种界面。皮肤是灵魂的边界，是自我的边界，同时也是通向世界的开端。一旦科技拉伸并穿透了皮肤，作为屏障意义的皮肤就会消失。"完整的采访内容可参见：www.ctheory.net/articles.aspx?id=71。

[24] Caliendo, Armstrong, and Roberts 2005.

[25] Miller 2004.

[26] Groning 1997.

[27] 许多学者研究了深肤色与社会地位低下之间的联系，特别是在用深肤
色来为建立和维持奴隶贸易进行辩护时（Babb 1998; Oakes 1998; Iyengar
2005）。相关论文对不同肤色的文化价值进行了令人信服的讨论，如
可参阅洛伦兹·奥肯（Lorenz Oken）的《自然哲学教材》（*Lehrbuch der
Naturphilosophie,* 1811）。围绕肤色的意象，和皮肤是个人永久穿着的
这一认识，不断启发并注入进世界各地的文学作品中（Benthien 2002,
esp. chap. 8）。

[28] 非洲和美拉尼西亚深肤色人群对浅肤色的偏好，可参阅 Ardener 1954。
魁北克拉瓦尔大学的彼得·弗罗斯特（Peter Frost）（2005）详细地
讨论了这个话题，或参见他的网站：http://pages.globetrotter.net/peter_
frost61z。美国肤色歧视的根源和衍生，参阅 Herring, Keith, and Horton
2004。浅肤色与婴儿和女性的关系，参见 Frost 2005；Frost 1988。在
巴布（Babb）（1998）和艾扬格（2005）的这两部优秀的作品中讨论了
"白皙"是被建构的社会概念，以及与白皙相联系的社会期望。

[29] Taylor 2002, 2003.

[30] 对于肤色浅的人来说，时常暴露于紫外线之下，以及由此造成的皮肤
DNA 损伤，会增加罹患皮肤癌的风险（Cleaver and Crowley 2002; Sinni-
McKeehen 1995; Christenson et al. 2005）。如第四章所述，在实验室中已经
记录到在紫外线下的暴露程度与叶酸分解之间存在关联：长期暴露于紫
外线中，人体可能会出现叶酸缺乏症（Branda and Eaton 1978; Jablonski and
Chaplin 2000）。这可能是导致经常光顾日光浴店的年轻女性的胎儿出现
神经管缺陷的机制（Pablo Lapunzina 1996）。

[31] Monfrecola and Prizio 2001.

[32] Brown 2001; Randle 1997; Monfrecola and Prizio 2001.

[33] Anderson 1994.

[34] "Cosmetic Enhancement Statistics at a Glance," New Beauty, Summer 2005, 25.

[35] 请访问奥兰自己的网站：www.orlan.net。"数字化身体项目"（Digitized Bodies Project）网站也对奥兰当前的生活和工作进行了简洁而有见地的总结，参见：www.digibodies.org/online/orlan.htm。

第十一章　未来的皮肤

[1] 欲了解现代培养皮肤组织的方法和严重烧伤患者护理中涉及的一些问题的总结，参阅 Dennis 2005。采用人自身的皮肤进行皮肤移植的方法，正在演变成利用人的皮肤提供细胞来"培育"新皮肤。从邮票大小的皮肤上采集的角质细胞，可以在培养基中快速生长，然后用装有喷嘴的注射器喷洒到皮肤上。所谓的"细胞喷雾剂"，如果烧伤没有损坏大面积的真皮，可以单独使用，也可以与植皮一起使用（Wood 2003）。

[2] Wood 2003.

[3] Mansbridge 1999.

[4] Zenz et al. 2005.

[5] Wadman 2005; Martin and Parkhurst 2004.

[6] 这项技术主要由位于美国佛罗里达州德尔雷比奇的 VeriChip 公司开发。他们的 VeriChip RFID 芯片体积很小，大约有一粒米那么大，是在本书写就时美国唯一获准用于人体的植入式芯片。欲了解关于这项技术的信息，可参见这家公司的网站：www.verimedinfo.com/technology.html。

[7] 在某些领域，已经在推广将包含重要社会和医疗信息的微芯片的植入，作为最安全、最方便、最可靠的个人身份识别方式。许多人权组织对这一想法提出了质疑，声称使用 RFID 芯片侵犯了个人隐私，比如芯片可能被强制植入，芯片也很容易被重新编程，导致其包含不正确的信息或被用作故意诬陷。

[8] 在西班牙巴塞罗那的巴哈海滩俱乐部，顾客可以在那里购买一张 RFID

芯片的"借记卡",将其以一种快速且几乎无痛的方式植入皮下,然后顾客就可以尽情狂欢直到资金耗尽。热爱派对的人们可以随时充值。这种系统的复杂程度主要取决于它所连接的数据库的规格,而 RFID 技术本身相对简单。可参见:www.verichipcorp.com/content/solutions/verichip。

[9] Sanchez-Vives and Slater, 2005.

[10] 新加坡南洋理工大学互动与娱乐研究中心的研究人员,以家禽为研究模型研制出了一种"拥抱服",可以通过抚摸一只装有传感器的小鸟模型来实现"触摸"远处的小鸡。传感器通过互联网将信号脉冲传输到小鸡身上的外套上,使其振动以模拟触摸。有关这一发明的简讯可参见:www2.ntu.edu.sg/ClassAct/Dec05/Research/1.htm。

[11] Someya et al. 2005; Someya and Sakurai 2003; Someya et al. 2004; Cheung and Lumelsky 1992.

[12] Manzotti and Tagliasco 2001.

参 考 文 献

Abramson, Paul R., and Eld*ridge H.* Pearsall. 1983. "Pectoral Changes during the Sexual Response Cycle: Thermographic Analysis." *Archives of Sexual Behavior* 12 (4): 357–368.

Adcock, Gregory J., Elizabeth S. Dennis, Simon Easteal, Gavin A. Huttley, Lars S. Jermiin, W. James Peacock, and Alan Thorne. 2001. "Mitochondrial DNA Sequences in Ancient Australians: Implications for Modern Human Origins." *Proceedings of the National Academy of Sciences U.S.A.* 98 (2): 537–542.

Alaluf, Simon, Derek Atkins, Karen Barrett, Margaret Blount, Nik Carter, and Alan Heath. 2002. "Ethnic Variation in Melanin Content and Composition in Photoexposed and Photoprotected Human Skin." *Pigment Cell Research* 15 (2): 112–118.

Altmann, Jeanne, Stuart A. Altmann, Glenn Hausfater, and Sue Ann McCuskey. 1977. "Life History of Yellow Baboons: Physical Development, Reproductive Parameters, and Infant Mortality." *Primates* 18 (2): 315–330.

Anderson, Mark M. 1994. *Kafka's Clothes: Ornament and Asceticism in the Habsburg Fin de Siècle.* Oxford: Oxford University Press.

Aoki, Kenichi. 2002. "Sexual Selection as a Cause of Human Skin Colour Variation: Darwin's Hypothesis Revisited." *Annals of Human Biology* 29 (6): 589–608.

Ardener, Edwin W. 1954. "Some Ibo Attitudes to Skin Pigmentation." *Man* 54 (101): 71–73.

Ardrey, Robert. 1961. *African Genesis: A Personal Investigation into the Animal Origins and Nature of Man.* New York: Simon and Schuster.

Aurelli, Filippo, and Frans B. M. de Waal, eds. 2000. *Natural Conflict Resolution.* Berkeley: University of California Press.

Autumn, Kellar, Metin Sitti, Yiching A. Liang, Anne M. Peattie, Wendy R. Hansen, Simon Sponberg, Thomas W. Kenny, Ronald Fearing, Jacob N. Israelachvili, and Robert J. Full. 2002. "Evidence for van der Waals Adhesion in Gecko Setae." *Proceedings of the National Academy of Sciences U.S.A.* 99 (19): 12252–12256.

Babb, Valerie. 1998. *Whiteness Visible: The Meaning of Whiteness in American Literature and Culture.* New York: New York University Press.

Baker, Paul T. 1958. "The Biological Adaptation of Man to Hot Deserts." *American Naturalist* 92 (867): 337–357.

Barber, Elizabeth. 2002. "Fashioned from Fiber." *In Along the Silk Road,* edited by E. Ten Grotenhuis, chap. 3. Washington, D.C.: Sackler Gallery, Smithsonian Institution.

Barker, Diane, Kathleen Dixon, Estela E. Medrano, Douglas Smalara, Sungbin Im, David Mitchell, George Babcock, and Zalfa A. Abdel-Malek. 1995. "Comparison of the Responses of Human Melanocytes with Different Melanin Contents to Ultraviolet B Irradiation." *Cancer Research 55* (18): 4041–4046.

Barsh, Gregory. 1996. "The Genetics of Pigmentation: From Fancy Genes to Complex Traits." *Trends in Genetics* 12 (8): 299–305.

Bar-Yosef, Ofer. 2002. "The Upper Paleolithic Revolution." *Annual Review of Anthropology* 31:363–393.

Ben-Shakhar, Gershon, Maya Bar-Hillel, and Mordechai Kremnitzer. 2002. "Trial by Polygraph: Reconsidering the Use of the Guilty Knowledge Technique in Court." *Law and Human Behavior* 26 (5): 527–541.

Benson, Susan. 2000. "Inscriptions of the Self: Reflections on Tattooing and Piercing in Contemporary Euro-America." In *Written on the Body: The Tattoo in European and American History,* edited by Jane Caplan. London: Reaktion Books.

Benthien, Claudia 2002. *Skin: On the Cultural Border between Self and the World.* Translated by Thomas Dunlap. New York: Columbia University Press.

Blum, Harold F. 1961. "Does the Melanin Pigment of Human Skin Have Adaptive Value?" *Quarterly Review of Biology* 36:50–63.

Bögels, Susan M., and Caroline T. Lamers. 2002. "The Causal Role of Self-Awareness in Blushing-Anxious, Socially-Anxious, and Social Phobics Individuals." *Behaviour Research and Therapy* 40 (12): 1367–1384.

Bogucki, Peter 1999. *The Origins of Human Society.* Malden, Mass.: Blackwell.

Bower, Carol, and Fiona J. Stanley. 1989. "Dietary Folate as a Risk Factor for Neural-Tube Defects: Evidence from a Case-Control Study in Western Australia." *Medical Journal of Australia* 150 (11): 613–619.

Brace, C. Loring. 1963. "Structural Reduction in Evolution." *American Naturalist* 97 (892): 39–49.

Bramble, Dennis M., and Daniel E. Lieberman. 2004. "Endurance Running and the Evolution of *Homo.*" *Nature* 432 (7015): 345–352.

Branda, Richard F., and John W. Eaton. 1978. "Skin Color and Nutrient Photolysis: An Evolutionary Hypothesis." *Science* 201 (4356): 625–626.

Brothwell, Don R. 1987. *The Bog Man and the Archaeology of People.* Cambridge, Mass.: Harvard University Press.

Brown, David A. 2001. "Skin Pigmentation Enhancers." *In Sun Protection in Man*, edited by Paolo U. Giacomoni. Amsterdam: Elsevier.

Brown, Elizabeth H., and David I. Perrett. 1993. "What Gives a Face Its Gender?" *Perception* 22 (7): 829–840.

Burgess, Ian F. 2004. "Human Lice and Their Control." *Annual Review of Entomology* 49:457–481.

Butts, Janie B. 2001. "Outcomes of Comfort Touch in Institutionalized Elderly Female Residents." *Geriatric Nursing* 22 (4): 180–184.

Cabanac, Michel, and Michael Caputa. 1979. "Natural Selective Cooling of the Human Brain: Evidence of Its Occurrence and Magnitude." *Journal of Physiology* 286 (1): 255–264.

Cabanac, Michel, and B. Massonnet. 1977. "Thermoregulatory Responses as a Function of Core Temperature in Humans." *Journal of Physiology* 265 (1): 587–596.

Caldwell, Martyn M., Lars O. Björn, Janet F. Bornman, Stephan D. Flint, G. Kulandaivelu, Alan H. Teramura, and Manfred Tevini. 1998. "Effects of Increased Solar Ultraviolet Radiation on Terrestrial Ecosystems." *Journal of Photochemistry and Photobiology B: Biology* 46 (1–3): 40–52.

Caliendo, Carol, Myrna L. Armstrong, and Alden E. Roberts. 2005. "Self-Reported Characteristics of Women and Men with Intimate Body Piercings." *Journal of Advanced Nursing* 49 (5): 474–484.

Campbell, Ruth, Philip J. Benson, Simon B. Wallace, Suzanne Doesbergh, and Michael Coleman. 1999. "More about Brows: How Poses That Change Brow Position Affect Perceptions of Gender." *Perception* 28 (4): 489–504.

Caputa, Michael, and Michel Cabanac. 1988. "Precedence of Head Homoeothermia over Trunk Homoeothermia in Dehydrated Men." *European Journal of Applied Physiology* 57 (5): 611–613.

Carpenter, Peter W., Christopher Davies, and Anthony D. Lucey. 2000. "Hydrodynamics and Compliant Walls: Does the Dolphin Have a Secret?" *Current Science* 79 (6): 758–765.

Carrier, David R. 1984. "The Energetic Paradox of Human Running and Hominid Evolution." *Current Anthropology* 25 (4): 483–495.

Chaplin, George. 2001. "The Geographic Distribution of Environmental Factors Influencing Human Skin Colouration." MSc thesis, Manchester Metropolitan University.
———. 2004. "Geographic Distribution of Environmental Factors Influencing Human Skin Coloration." *American Journal of Physical Anthropology* 125 (3): 292–302.

Chaplin, George, and Nina G. Jablonski. 1998. "Hemispheric Difference in Human Skin Color." *American Journal of Physical Anthropology* 107 (2): 221–223.

Chaplin, George, Nina G. Jablonski, and N. Timothy Cable. 1994. "Physiology, Thermoregulation, and Bipedalism." *Journal of Human*

Evolution 27 (6): 497–510.

Cheung, Edward, and Vladimir Lumelsky. 1992. "Sensitive Skin System for Motion Control of Robot Arm Manipulators." *Robotics and Autonomous Systems* 10 (1): 9–32.

Chiappe, Luis M. 1995. "The First 85 Million Years of Avian Evolution." *Nature* 378 (6555): 349–355.

Chiappe, Luis M., Rodolfo A. Coria, Lowell Dingus, Frankie Jackson, Anusuya Chinsamy, and Marilyn Fox. 1998. "Sauropod Dinosaur Embryos from the Late Cretaceous of Patagonia." *Nature* 396 (6708): 258–261.

Chimpanzee Sequencing and Analysis Consortium. 2005. "Initial Sequence of the Chimpanzee Genome and Comparison with the Human Genome." *Nature* 437 (7055): 69–87.

Christenson, Leslie J., Theresa A. Borrowman, Celine M. Vachon, Megha M. Tollefson, Clark C. Otley, Amy L. Weaver, and Randall K. Roenigk. 2005. "Incidence of Basal Cell and Squamous Cell Carcinomas in a Population Younger Than 40 Years." *Journal of the American Medical Association* 294 (6): 681–690.

Chu, David H., Anne R. Haake, Karen Holbrook, and Cynthia A. Loomis. 2003. "The Structure and Development of Skin." In *Fitzpatrick's Dermatology in General Medicine*, edited by Irwin M. Freedberg, Arthur Z. Eisen, Klaus Wolff, K. Frank Austen, Lowell A. Goldsmith, and Stephen I. Katz. 6th ed. New York: McGraw-Hill.

Chuang, Tsu-Yi, George T. Reizner, David J. Elpern, Jenny L. Stone, and Evan R. Farmer. 1995. "Nonmelanoma Skin Cancer in Japanese Ethnic Hawaiians in Kauai, Hawaii: An Incidence Report." *Journal of the American Academy of Dermatology* 33 (3): 422–426.

Chuong, Cheng-Ming, Ping Wu, Fu-Cheng Zhang, Xing Xu, Minke Yu, Randall B. Widelitz, Ting-Xin Jiang, and Lianhai Hou. 2003. "Adaptation to the Sky: Defining the Feather with Integument Fossils from Mesozoic China and Experimental Evidence from Molecular Laboratories." *Journal of Experimental Zoology, Part B, Molecular and Developmental Evolution* 298 (1): 42–56.

Clarke, Barry T. 1997. "The Natural History of Amphibian Skin Secretions, Their Normal Functioning and Potential Medical Applications." *Biological Reviews of the Cambridge Philosophical Society* 72 (3): 365–379.

Cleaver, James E., and Eileen Crowley. 2002. "UV Damage, DNA Repair, and Skin Carcinogenesis." *Frontiers in Bioscience* 7:1024–1043.

Collet, Christian, Evelyne Vernet-Maury, Georges Delhomme, and André Dittmar. 1997. "Autonomic Nervous System Response Patterns Specificity to Basic Emotions." *Journal of the Autonomic Nervous System* 62 (1–2): 45–57.

Connor, Steven. 2004. *The Book of Skin.* Ithaca, N.Y.: Cornell University Press.

Cornish, Daryl A., Vusi Maluleke, and Thulani Mhlanga. 2000. "An Investigation into a Possible Relationship between Vitamin D, Parathyroid

Hormone, Calcium, and Magnesium in a Normally Pigmented and an Albino Rural Black Population in the Northern Province of South Africa." *BioFactors* 11 (1–2): 35–38.

Cosentino, M. James, Ruth E. Pakyz, and Josef Fried. 1990. "Pyrimethamine: An Approach to the Development of a Male Contraceptive." *Proceedings of the National Academy of Sciences U.S.A.* 87 (4): 1431–1435.

Cowles, Raymond B. 1959. "Some Ecological Factors Bearing on the Origin and Evolution of Pigment in the Human Skin." *American Naturalist* 93 (872): 283–293.

Daniels, Farrington. 1964. "Man and Radiant Energy: Solar Radiation." I*n Handbook of Physiology, Section 4: Adaptation to the Environment,* edited by D. B. Dill, E. F. Adolph, and C. G. Wilber. Washington, D.C.: American Physiological Society.

de Gruijl, Frank R., and Henk J. van Kranen. 2001. "UV Radiation, Mutations, and Oncogenic Pathways in Skin Cancer." *In Sun Protection in Man*, edited by Paolo U. Giacomoni. Amsterdam: Elsevier.

Dennis, Carina. 2005. "Spray-On Skin: Hard Graft." *Nature* 436 (7048): 166–167.

de Waal, Frans B. M. 1990. *Peacemaking among Primates*. Cambridge, Mass.: Harvard University Press.

———. 1993. "Reconciliation among Primates: A Review of Empirical Evidence and Unresolved Issues." *In Primate Social Conflict*, edited by

William A. Mason and Sally P. Mendoza. New York: SUNY Press.

de Waal, Frans B. M., and Angeline van Roosmalen. 1979. "Reconciliation and Consolation among Chimpanzees." *Behavioral Ecology and Sociobiology* 5 (1): 55–66.

Diamond, Jared. 2005. *Collapse: How Societies Choose to Fail or Succeed.* New York: Viking Press.

Diegelmann, Robert F., and Melissa C. Evans. 2004. "Wound Healing: An Overview of Acute, Fibrotic, and Delayed Healing." *Frontiers in Bioscience* 9:283–289.

Di Folco, Philippe. 2004. *Skin Art.* Paris: Fitway Publishing.

Dillard, James N., and Sharon Knapp. 2005. "Complementary and Alternative Pain Therapy in the Emergency Department." *Emergency Medicine Clinics of North America* 23 (2): 529–549.

Ding, Mei, Wei-Meng Woo, and Andrew D. Chisholm. 2004. "The Cytoskeleton and Epidermal Morphogenesis in *C. elegans*." *Experimental Cell Research* 301 (1): 84–90.

Domb, Leah G., and Mark Pagel. 2001. "Sexual Swellings Advertise Female Quality in Wild Baboons." *Nature* 410 (6825): 204–206.

Dominy, Nathaniel J. 2004. "Fruits, Fingers, and Fermentation: The Sensory Cues Available to Foraging Primates." *Integrative and*

Comparative Biology 44 (4): 295–303.

Dominy, Nathaniel J., and Peter W. Lucas. 2001. "Ecological Importance of Trichromatic Vision to Primates." *Nature* 410 (6826): 363–366.

Drummond, Peter D. 1999. "Facial Flushing during Provocation in Women." *Psychophysiology* 36 (3): 325–332.

Drummond, Peter D., and James W. Lance. 1987. "Facial Flushing and Sweating Mediated by the Sympathetic Nervous System." *Brain* 110 (3): 793–803.

Drummond, Peter D., and Saw Han Quah. 2001. "The Effect of Expressing Anger on Cardiovascular Reactivity and Facial Blood Flow in Chinese and Caucasians." *Psychophysiology* 38 (2): 190–196.

Dunbar, Robin I. M. 2001. "What's in a Baboon's Behind?" *Nature* 410 (6825): 158.

Ekman, Paul. 1998. "Introduction to the Third Edition." *In The Expression of the Emotions in Man and Animals*, by Charles Darwin. New York: Oxford University Press.

———. 2003. *Emotions Revealed: Recognizing Faces and Feelings to Improve Communication and Emotional Life*. New York: Time Books.

Elias, Peter M., Kenneth R. Feingold, and Joachim W. Fluhr. 2003. "Skin as an Organ of Protection." In *Fitzpatrick's Dermatology in General Medicine*, edited by Irwin M. Freedberg, Arthur Z. Eisen, Klaus Wolff, K.

Frank Austen, Lowell A. Goldsmith, and Stephen I. Katz. 6th ed. New York: McGraw-Hill.

Eliot, T. S. 1920. *Poems*. New York: Knopf.

Erb, Peter, Jingmin Ji, Marion Wernli, Erwin Kump, Andrea Glaser, and Stanislaw A. Buchner. 2005. "Role of Apoptosis in Basal Cell and Squamous Cell Carcinoma Formation." *Immunology Letters* 100 (1): 68–72.

Falk, Dean. 1990. "Brain Evolution in Homo: The 'Radiator' Theory." *Behavioral and Brain Sciences* 13:333–381.

Field, Tiffany. 2001. Touch. Cambridge, Mass.: MIT Press.
———. 2002. "Violence and Touch Deprivation in Adolescents." *Adolescence* 37 (148): 735–749.

Fisher, Gary J., Sewon Kang, James Varani, Zsuzsanna Bata-Csorgo, Wen Yinsheng, Subhash Datta, and John J. Voorhees. 2002. "Mechanisms of Photoaging and Chronological Skin Aging." *Archives of Dermatology* 138 (11): 1462–1470.

Fitzpatrick, Thomas B., Makoto Seiji, and A. David McGugan. 1961. "Melanin Pigmentation." *New England Journal of Medicine* 265 (7): 328–332.

Fitzpatrick, Thomas R., and Jean-Paul Ortonne. 2003. "Normal Skin Color and General Considerations of Pigmentary Disorders." In *Fitzpatrick's Dermatology in General Medicine*, edited by Irwin M. Freedberg, Arthur Z.

Eisen, Klaus Wolff, K. Frank Austen, Lowell A. Goldsmith, and Stephen I. Katz. 6th ed. New York: McGraw-Hill.

Fleming, Angeleen, and Andrew J. Copp. 1998. "Embryonic Folate Metabolism and Mouse Neural Tube Defects." *Science* 280 (5372): 2107–2109.

Folk, G. Edgar, Jr., and Holmes A. Semken Jr. 1991. "The Evolution of Sweat Glands." *International Journal of Biometeorology* 35 (3): 180–186.

Fowler, Brenda. 2000. *Iceman: Uncovering the Life and Times of a Prehistoric Man Found in an Alpine Glacier.* Chicago: University of Chicago Press.

Frisancho, A. Roberto. 1995. *Human Adaptation and Accommodation.* Rev. ed. Ann Arbor: University of Michigan Press.

Frost, Peter. 1988. "Human Skin Color: A Possible Relationship between Its Sexual Dimorphism and Its Social Perception." *Perspectives in Biology and Medicine* 32 (1): 38–59.
———. 2005. *Fair Women, Dark Men: The Forgotten Roots of Color Prejudice.* N.p.: Cybereditions.

Garland, Cedric F., Frank C. Garland, and Edward D. Gorham. 2003. "Epidemiologic Evidence for Different Roles of Ultraviolet A and B Radiation in Melanoma Mortality Rates." *Annals of Epidemiology* 13 (6): 395–404.

Garland, Cedric F., Frank C. Garland, Edward D. Gorham, Martin Lipkin,

Harold Newmark, Sharif B. Mohr, and Michael F. Holick. 2006. "The Role of Vitamin D in Cancer Prevention." *American Journal of Public Health* 96 (2): 252–261.

Gay, Kathlyn, and Christine Whittington. 2002. *Body Marks: Tattooing, Piercing, and Scarification.* Brookfield, Conn.: Millbrook Press.

Gessner, Bradford D., Elizabeth deSchweinitz, Kenneth M. Petersen, and Christopher Lewandowski. 1997. "Nutritional Rickets among Breast-Fed Black and Alaska Native Children." *Alaska Medicine* 39 (3): 72–87.

Gharaee-Kermani, Mehrnaz, and Sem H. Phan. 2001. "Role of Cytokines and Cytokine Therapy in Wound Healing and Fibrotic Diseases." *Current Pharmaceutical Design* 7 (11): 1083–1103.

Givler, Robert C. 1920. *Psychology: The Science of Human Behavior.* New York: Harper.

Gladwell, Malcolm. 2005. *Blink: The Power of Thinking without Thinking.* New York: Little, Brown.

Gleeson, Madeline, and Fiona Timmins. 2004. "The Use of Touch to Enhance Nursing Care of Older Person in Long-Term Mental Health Care Facilities." *Journal of Psychiatric and Mental Health Nursing* 11 (5): 541–545.

Goldsmith, Lowell A. 2003. "Biology of Eccrine and Apocrine Sweat Glands." In *Fitzpatrick's Dermatology in General Medicine,* edited by Irwin M. Freedberg, Arthur Z. Eisen, Klaus Wolff, K. Frank Austen, Lowell A.

Goldsmith, and Stephen I. Katz. 6th ed. New York: McGraw-Hill.

Goodall, Jane. 1986. *The Chimpanzees of Gombe: Patterns of Behavior.* Cambridge, Mass.: Belknap Press of Harvard University Press.

Grandin, Temple. 1996. *Thinking in Pictures and Other Reports from My Life with Autism.* New York: Vintage Books.

Grant, William B. 2003. "Ecologic Studies of Solar UV-B Radiation and Cancer Mortality Rates." *Recent Results in Cancer Research* 164:371–377.

Gravlee, Clarence C., William W. Dressler, and H. Russell Bernard. 2005. "Skin Color, Social Classification, and Blood Pressure in Southeastern Puerto Rico." *American Journal of Public Health* 95 (12): 2191–2197.

Grevelink, Suzanne Virnelli, and John Butler Mulliken. 2003. "Vascular Anomalies and Tumors of Skin and Subcutaneous Tissues." In *Fitzpatrick's Dermatology in General Medicine*, edited by Irwin M. Freedberg, Arthur Z. Eisen, Klaus Wolff, K. Frank Austen, Lowell A. Goldsmith, and Stephen I. Katz. 6th ed. New York: McGraw-Hill.

Groning, Karl. 1997. *Decorated Skin: A World Survey of Body Art.* London: Thames and Hudson.

Halaban, Ruth, Daniel N. Hebert, and David E. Fisher. 2003. "Biology of Melanocytes." In *Fitzpatrick's Dermatology in General Medicine,* edited by Irwin M. Freedberg, Arthur Z. Eisen, Klaus Wolff, K. Frank Austen, Lowell A. Goldsmith, and Stephen I. Katz. 6th ed. New York: McGraw-Hill.

Hardy, Alister. 1960. "Was Man More Aquatic in the Past?" *New Scientist* 7:642–645.

Harlow, Harry F., Margaret K. Harlow, Robert O. Dodsworth, and G. L. Arling. 1966. "Maternal Behavior of Rhesus Monkeys Deprived of Mothering and Peer Associations in Infancy." *Proceedings of the American Philosophical Society* 110 (1): 58–66.

Harlow, Harry F., and Robert R. Zimmerman. 1958. "The Development of Affectional Responses in Infant Monkeys." *Proceedings of the American Philosophical Society* 102 (5): 501–509.

Hartl, Daniel L. 2004. "The Origin of Malaria: Mixed Messages from Genetic Diversity." *Nature Reviews: Microbiology* 2 (1): 15–22.

Haworth, James C., and Louise A. Dilling. 1986. "Vitamin-D-Deficient Rickets in Manitoba, 1972–84." *Canadian Medical Association Journal* 134 (3): 237–241.

Healy, Eugene, Siobhan A. Jordan, Peter S. Budd, Ruth Suffolk, Jonathan L. Rees, and Ian J. Jackson. 2001. "Functional Variation of MC1R Alleles from Red-Haired Individuals." *Human Molecular Genetics* 10 (21): 2397–2402.

Henshilwood, Christopher S., Francesco d'Errico, Royden Yates, Zenobia Jacobs, Chantal Tribolo, Geoff A.T. Duller, Norbert Mercier, Judith C. Sealy, Helene Valladas, Ian Watts, and Ann G. Wintle. 2002. "Emergence of Modern Human Behavior: Middle Stone Age Engravings from South Africa." *Science* 295 (5558): 1278–1280.

Herring, Cedric, Verna M. Keith, and Hayward Derrick Horton, eds. 2004. *Skin/Deep: How Race and Complexion Matter in the "Color-Blind" Era*. Urbana: Institute for Research on Race and Public Policy and University of Illinois Press.

Hirakawa, Kazutaka, Hiroyuki Suzuki, Shinji Oikawa, and Shosuke Kawanishi. 2002. "Sequence-Specific DNA Damage Induced by Ultraviolet A–Irradiated Folic Acid via Its Photolysis Product." *Archives of Biochemistry and Biophysics* 410 (2): 261–268.

Hitchcock, R. Timothy. 2001. *Ultraviolet Radiation*. 2nd ed. Nonionizing Radiation Guide Series. Fairfax, Va.: American Industrial Hygiene Association.

Hodgkin, P., G. H. Kay, P.M. Hine, G. A. Lumb, and S.W. Stanbury. 1973. "Vitamin-D Deficiency in Asians at Home and in Britain." *The Lancet* 2 (7822): 167–172.

Holick, Michael F. 1987. "Photosynthesis of Vitamin D in the Skin: Effect of Environmental and Life-Style Variables." *Federation Proceedings* 46 (5): 1876–1882.

———. 1995. "Environmental Factors That Influence the Cutaneous Production of Vitamin D." *American Journal of Clinical Nutrition* 61 (3 suppl.): 638S–645S.

———. 1997. "Photobiology of Vitamin D." In *Vitamin* D, edited by David Feldman, Francis H. Glorieux, and J. Wesley Pike. San Diego: Academic Press.

———. 2001. "A Perspective on the Beneficial Effects of Moderate Exposure to Sunlight: Bone Health, Cancer Prevention, Mental Health, and

Well Being." *In Sun Protection in Man,* edited by Paolo U. Giacomoni. Amsterdam: Elsevier.

————. 2003. "Evolution and Function of Vitamin D." *Recent Results in Cancer Research* 164:3–28.

————. 2004. "Vitamin D: Importance in the Prevention of Cancers, Type 1 Diabetes, Heart Disease, and Osteoporosis." *American Journal of Clinical Nutrition* 79 (3): 362–371.

Holick, Michael F., Julia A. MacLaughlin, and S. H. Doppelt. 1981. "Regulation of Cutaneous Previtamin D_3 Photosynthesis in Man: Skin Pigment Is Not an Essential Regulator." *Science* 211 (4482): 590–593.

Homsi, Jade, Mohammed Kashani-Sabet, Jane L. Messina, and Adil Daud. 2005. "Cutaneous Melanoma: Prognostic Factors." *Cancer Control* 12 (4): 223–229.

Horiuchi, Shiro. 2005. "Affiliative Relations among Male Japanese Macaques *(Macaca fuscata yakui)* within and outside a Troop on Yakushima Island." *Primates* 46 (3): 191–197.

Ikoma, Akihiko, Roman Rukwied, Sonja Ständer, Martin Steinhoff, Yoshiki Miyachi, and Martin Schmelz. 2003. "Neurophysiology of Pruritus: Interaction of Itch and Pain." *Archives of Dermatology* 139 (11): 1475–1478.

Ito, Shosuke. 2003. "A Chemist's View of Melanogenesis." *Pigment Cell Research* 16 (3): 230–236.

Iyengar, Sujata. 2005. *Shades of Difference: Mythologies of Skin Color in*

Early Modern England. Philadelphia: University of Pennsylvania Press.

Jablonski, Nina G. 2004. "The Evolution of Human Skin and Skin Color." *Annual Review of Anthropology* 33:585–623.

Jablonski, Nina G., and George Chaplin. 1993. "Origin of Habitual Terrestrial Bipedalism in the Ancestor of the Hominidae." *Journal of Human Evolution* 24 (4): 259–280.

———. 2000. "The Evolution of Skin Coloration." *Journal of Human Evolution* 39 (1): 57–106.

Jablonski, Nina G., George Chaplin, and Kenneth J. McNamara. 2002. "Natural Selection and the Evolution of Hominid Patterns of Growth and Development." *In Human Evolution through Developmental Change,* edited by Nancy Minugh-Purvis and Kenneth J. McNamara. Baltimore: Johns Hopkins University Press.

Jerison, Harry J. 1978. "Allometry and Encephalization." In Recent Advances in Primatology, vol. 3, Evolution, edited by D. J. Chivers and K. A. Joysey. London: Academic Press.

———. 1997. "Evolution of Prefrontal Cortex." In *Development of the Prefrontal Cortex: Evolution, Neurobiology, and Behavior,* edited by Norman A. Krasnegor, G. Reid Lyon, and Patricia S. Rakic. Baltimore: Paul H. Brookes.

John, Premila R., Kateryna Makova, Wen-Hsiung Li, Trefor Jenkins, and Michele Ramsay. 2003. "DNA Polymorphism and Selection at the Melanocortin-1 Receptor Gene in Normally Pigmented Southern African Individuals." *Annals of the New York Academy of Sciences* 994: 299–306.

Johnson, Francis S., Tsan Mo, and Alex E. S. Green. 1976. "Average Latitudinal Variation in Ultraviolet Radiation at the Earth's Surface." *Photochemistry and Photobiology* 23:179–188.

Kaidbey, Kays H., Patricia Poh Agin, Robert M. Sayre, and Albert M. Kligman. 1979. "Photoprotection by Melanin: A Comparison of Black and Caucasian Skin." *American Academy of Dermatology* 1 (3): 249–260.

Kalkwarf, Heidi J., and Bonny L. Specker. 2002. "Bone Mineral Changes during Pregnancy and Lactation." *Endocrine* 17 (1): 49–53.

Kappes, Ulrike P., Dan Luo, Marisa Potter, Karl Schulmeister, and Thomas M. Runger. 2006. "Short- and Long-Wave UV Light (UVB and UVA) Induce Similar Mutations in Human Skin Cells." *Journal of Investigative Dermatology* 126 (3): 667–675.

Katsarou-Katsari, Alexandra, A. Filippou, and Theoharis C. Theoharides. 1999. "Effect of Stress and Other Psychological Factors on the Pathophysiology and Treatment of Dermatoses." *International Journal of Immunopathology and Pharmacology* 12 (1): 7–11.

Kemp, Sandra. 2004. *Future Face: Image, Identity, Innovation.* London: Profile Books.

Kesavan, Vellappan, Madan S. Pote, Vipen Batra, and Gomathy Viswanathan. 2003. "Increased Folate Catabolism Following Total Body Y-Irradiation in Mice." *Journal of Radiation Research* 44 (2): 141–144.

Ketchum, L. D., I. K. Cohen, and F.W. Masters. 1974. "Hypertrophic Scars and Keloidal Scars." *Plastic and Reconstructive Surgery* 53 (2): 140–154.

Khaitovich, Philipp, Ines Hellmann, Wolfgang Enard, Katja Nowick, Marcus Leinweber, Henriette Franz, Gunter Weiss, Michael Lachmann, and Svante Pääbo. 2005. "Parallel Patterns of Evolution in the Genomes and Transcriptomes of Humans and Chimpanzees." *Science* 309 (5742): 1850–1854.

Kirch, Patrick V. 1997. *The Lapita Peoples: Ancestors of the Oceanic World.* Malden, Mass.: Blackwell.

Klein, Richard G., Graham Avery, Kathryn Cruz-Uribe, David Halkett, John E. Parkington, Teresa Steele, Thomas P. Volman, and Royden Yates. 2004. "The Ysterfontein 1 Middle Stone Age Site, South Africa, and Early Human Exploitation of Coastal Resources." 10.1073/pnas.0400528101. *Proceedings of the National Academy of Sciences U.S.A.* 101 (16): 5708–5715.

Klesse, Christian. 1999. "'Modern Primitivism' : Non-Mainstream Body Modification and Racialized Representation." *Body and Society* 5 (2–3): 15–38.

Kligman, Albert M. 2004. "A Personal Critique on the State of Knowledge of Rosacea." *Dermatology* 208 (3): 191–197.

Knip, Agatha S. 1977. "Ethnic Studies on Sweat Gland Counts." In *Physiological Variation and Its Genetic Basis,* edited by J. S. Weiner. London: Taylor and Francis.

Koda, Harold. 2001. *Extreme Beauty: The Body Transformed.* New York: Metropolitan Museum of Art.

Kollias, Nikiforos. 1995a. "The Physical Basis of Skin Color and Its Evaluation." *Clinics in Dermatology* 13 (4): 361–367.

———. 1995b. "The Spectroscopy of Human Melanin in Pigmentation." *In Melanin: Its Role in Human Photoprotection,* edited by Lisa Zeise, Miles R. Chedekel, and Thomas B. Fitzpatrick. Overland Park, KS: Valdenmar Publications.

Kollias, Nikiforos, Robert M. Sayre, Lisa Zeise, and Miles R. Chedekel. 1991. "New Trends in Photobiology: Photoprotection by Melanin." *Journal of Photochemistry and Photobiology B* 9 (2): 135–160.

Kovacs, Christopher S. 2005. "Calcium and Bone Metabolism during Pregnancy and Lactation." *Journal of Mammary Gland Biology and Neoplasia* 10 (2): 105–118.

Kuhn, Steven L., Mary C. Stiner, David S. Reese, and Erksin Güleç?. 2001. "Ornaments of the Earliest Upper Paleolithic: New Insights from the Levant." *Proceedings of the National Academy of Sciences U.S.A.* 98 (13): 7641–7646.

Lamason, Rebecca L., Manzoor-Ali P. K. Mohideen, Jason R. Mest, Andrew C. Wong, Heather L. Norton, Michele C. Aros, Michael J. Jurynec, Xianyun Mao, Vanessa R. Humphreville, Jasper E. Humbert, Soniya Sinha, Jessica L. Moore, Pudur Jagadeeswaran, Wei Zhao, Gang Ning, Izabela Makalowska, Paul M. McKeigue, David O'Donnell, Rick Kittles, Esteban J. Parra, Nancy J. Mangini, David J. Grunwald, Mark D. Shriver, Victor A. Canfield, and

Keith C. Cheng. 2005. "SLC24A5, a Putative Cation Exchanger, Affects Pigmentation in Zebrafish and Humans." 10.1126/science.1116238. *Science* 310 (5755): 1782–1786.

Lapunzina, Pablo. 1996. "Ultraviolet Light–Related Neural Tube Defects?" *American Journal of Medical Genetics Part B Neuropsychiatric Genetics* 67 (1): 106.

Leary, Mark R., Thomas W. Britt, William D. Cutlip II, and Janice L. Templeton. 1992. "Social Blushing." *Psychological Bulletin* 112 (3): 446–460.

Lee, Marjorie M. C., and Gabriel W. Lasker. 1959. "The Sun-Tanning Potential of Human Skin." *Human Biology* 31:252–260.

Lock-Andersen, Jørgen, N. Ditlev Knudstorp, and Hans Christian Wulf. 1998. "Facultative Skin Pigmentation in Caucasians: An Objective Biological Indicator of Lifetime Exposure to Ultraviolet Radiation?" *British Journal of Dermatology* 138 (5): 826–832.

Loomis, W. Farnsworth. 1967. "Skin-Pigment Regulation of Vitamin-D Biosynthesis in Man." *Science* 157 (3788): 501–506.

Luck, C. P., and P. G. Wright. 1964. "Aspects of the Anatomy and Physiology of the Skin of the Hippopotamus *(H. amphibius)." Quarterly Journal of Experimental Physiology and Cognate Medical Sciences* 49 (1): 1–14.

Lucock, Mark, Zoe Yates, Tracey Glanville, Robert Leeming, Nigel Simpson, and Ioannis Daskalakis. 2003. "A Critical Role for B-Vitamin

239

Nutrition in Human Development and Evolutionary Biology." *Nutrition Research* 23 (11): 1463–1475.

Luis, J. R., Diane J. Rowold, M. Regueiro, B. Caeiro, Cengiz Cinniovlu, Charles Roseman, Peter A. Underhill, L. Luca Cavalli-Sforza, and Rene J. Herrera. 2004. "The Levant versus the Horn of Africa: Evidence for Bidirectional Corridors of Human Migrations." *American Journal of Human Genetics* 74 (3): 532–544.

MacLaughlin, Julia A., R. R. Anderson, and Michael F. Holick. 1982. "Spectral Character of Sunlight Modulates Photosynthesis of Previtamin D_3 and Its Photoisomers in Human Skin." *Science* 216 (4549): 1001–1003.

Madronich, Sasha, Richard L. McKenzie, Lars O. Björn, and Martyn M. Caldwell. 1998. "Changes in Biologically Active Ultraviolet Radiation Reaching the Earth's Surface." *Journal of Photochemistry and Photobiology B: Biology* 46 (1–3): 5–19.

Mahoney, Sheila A. 1980. "Cost of Locomotion and Heat Balance during Rest and Running from 9 to 55 C in a Patas Monkey." *Journal of Applied Physiology* 49 (5): 789–800.

Mansbridge, Jonathan. 1999. "Tissue-Engineered Skin Substitutes." *Expert Opinion on Investigative Drugs* 8 (7): 957–962.

Manson, Joseph H., and Richard W. Wrangham. 1991. "Intergroup Aggression in Chimpanzees and Humans." *Current Anthropology* 32 (4): 369–391.

Manzotti, Riccardo, and Vincenzo Tagliasco. 2001. "On Building an Artificial Conscious Being." Paper presented at In Search of a Science of Consciousness conference. Skovde, Sweden.

Marks, Jonathan. 2003. *What It Means to Be 98% Chimpanzee: Apes, People, and Their Genes.* Berkeley: University of California Press.

Martin, Paul, and Susan M. Parkhurst. 2004. "Parallels between Tissue Repair and Embryo Morphogenesis." *Development* 131 (13): 3021–3034.

Mathur, U., S. L. Datta, and B.B. Mathur. 1977. "The Effect of Aminopterin-Induced Folic Acid Deficiency on Spermatogenesis." *Fertility and Sterility* 28 (12): 1356–1360.

Matsumoto-Oda, Akiko. 1998. "Injuries to the Sexual Skin of Female Chimpanzees at Mahale and Their Effect on Behaviour." *Folia Primatologica* 69 (6): 400–404.

Matsumura, Yashuhiro, and Honnavara N. Ananthawamy. 2004. "Toxic Effects of Ultraviolet Radiation on the Skin." *Toxicology and Applied Pharmacology* 195 (3): 298–308.

Mayhew, Emily. 2004. *The Reconstruction of Warriors: Archibald McIndoe, the Royal Air Force, and the Guinea Pig Club.* London: Greenhill Books.

Miller, Greg. 2005. "Bats Have a Feel for Flight." *Science* 310 (5752): 1260–1261.

Miller, Jean-Chris. 2004. *The Body Art Book: A Complete Illustrated Guide to Tattoos, Piercings, and Other Body Modifications*. New York: Berkley.

Moffatt, Michael E. K. 1995. "Current Status of Nutritional Deficiencies in Canadian Aboriginal People." *Canadian Journal of Physiology and Pharmacology* 73 (6): 754–758.
"The Molecular Biology of Wound Healing." 2004. *Public Library of Science: Biology* 2 (8): e278.

Monfrecola, Giuseppe, and Emilia Prizio. 2001. "Self Tanning." In *Sun Protection in Man*, edited by Paolo U. Giacomoni. Amsterdam: Elsevier.

Montagna, William. 1971. "Cutaneous Comparative Biology." *Archives of Dermatology* 104 (6): 577–591.
———. 1981. "The Consequences of Having a Naked Skin." *Birth Defects: Original Article Series* 17 (2): 1–7.

Montagu, Ashley. 1971. *Touching: The Human Significance of the Skin*. New York: Columbia University Press.

Montoya, Pedro, J. Javier Campos, and Rainer Schandry. 2005. "See Red? Turn Pale? Unveiling Emotions through Cardiovascular and Hemodynamic Changes." *Spanish Journal of Psychology* 8 (1): 79–85.

Morbeck, Mary Ellen, Adrienne L. Zihlman, and Alison Galloway. 1993. "Biographies Read in Bones: Biology and Life History of Gombe Chimpanzees." In *Proceedings of the 1992 ChimpanZoo Conference*, edited by V. Landau. Jane Goodall Institute.

Morgan, Elaine. 1982. *The Aquatic Ape.* London: Souvenir.

Murray, Frederick G. 1934. "Pigmentation, Sunlight, and Nutritional Disease." *American Anthropologist* 36 (3): 438–445.

Nadel, Dani, Ehud Weiss, Orit Simchoni, Alexander Tsatskin, Avinoam Danin, and Mordechai Kislev. 2004. "Stone Age Hut in Israel Yields World's Oldest Evidence of Bedding." *Proceedings of the National Academy of Sciences U.S.A.* 101 (17): 6821–6826.

Nelson, David A., and Sarah A. Nunneley. 1998. "Brain Temperature and Limits on Transcranial Cooling in Humans: Quantitative Modeling Results." *European Journal of Applied Physiology* 78 (4): 353–359.

Newton Bishop, Julia A., and D. Timothy Bishop. 2005. "The Genetics of Susceptibility to Cutaneous Melanoma." *Drugs of Today* 41 (3): 193–203.

Oakes, James. 1998. *The Ruling Race: A History of American Slaveholders.* New York: Norton.

Off, Morten Christian, Arnfinn Engeset Steindal, Alina Carmen Porojnicu, Asta Juzeniene, Alexander Vorobey, Anders Johnsson, and Johan Moan. 2005. "Ultraviolet Photodegradation of Folic Acid." *Journal of Photochemistry and Photobiology B: Biology* 80 (1): 47–55.

Olivier, Georges. 1960. *Pratique anthropologique.* Paris: Vigot Frères, Editeurs.

Ortonne, Jean-Paul. 2002. "Photoprotective Properties of Skin Melanin."

British Journal of Dermatology 146 (suppl. 61): 7–10.

Padian, Kevin. 2001. "Cross-Testing Adaptive Hypotheses: Phylogenetic Analysis and the Origin of Bird Flight." *American Zoologist* 41 (3): 598–607.

Pagel, Mark, and Walter Bodmer. 2003. "A Naked Ape Would Have Fewer Parasites." *Proceedings of the Royal Society of London B* 270 (suppl.): S117–S119.

Parra, Estaban J., Rick A. Kittles, and Mark D. Shriver. 2004. "Implications of Correlations between Skin Color and Genetic Ancestry for Biomedical Research." *Nature Genetics* 36 (11 suppl.): S54–S60.

Pfeifer, Gerd P., Young-Hyun You, and Ahmad Besaratinia. 2005. "Mutations Induced by Ultraviolet Light." *Mutation Research* 571 (1–2): 19–31.

Polhemus, Ted. 2004. *Hot Bodies, Cool Styles: New Techniques in Self-Adornment.* Photographs by UZi PART B. London: Thames and Hudson.

Race, Ethnicity, and Genetics Working Group. 2005. "The Use of Racial, Ethnic, and Ancestral Categories in Human Genetics Research." *American Journal of Human Genetics* 77 (4): 519–532.

Ragas, Meg C., and Karen Kozlowski. 1998. *Read My Lips: A Cultural History of Lipstick.* San Francisco: Chronicle Books.

Rana, Brinda K., David Hewett-Emmett, Li Jin, Benny H.-J. Chang, Namykhishing Sambuughin, Marie Lin, Scott Watkins, Michael Bamshad,

Lynn B. Jorde, Michele Ramsay, Trefor Jenkins, and Wen-Hsiung Li. 1999. "High Polymorphism at the Human Melanocortin 1 Receptor Locus." *Genetics* 151 (4): 1547–1557.

Randle, Henry W. 1997. "Suntanning: Differences in Perceptions throughout History." *Mayo Clinic Proceedings* 72 (5): 461–466.

Ravage, Barbara. 2004. *Burn Unit: Saving Lives after the Flames.* Cambridge, Mass.: Da Capo Press.

Richardson, M. 2003. "Understanding the Structure and Function of the Skin." *Nursing Times* 99 (31): 46–48.

Robins, Ashley H. 1991. Biological Perspectives on Human Pigmentation. Vol. 7, *Cambridge Studies in Biological Anthropology,* edited by G.W. Lasker, C. G.N. Mascie-Taylor, and D. F. Roberts. Cambridge: Cambridge University Press.

Roddy, A. R., and J. D. Stosz. 1997. "Fingerprint Features: Statistical Analysis and System Performance Estimates." *Proceedings of the IEEE* 85 (9): 1390–1421.

Rogers, Alan R., David Iltis, and Stephen Wooding. 2003. "Genetic Variation at the MC1R Locus and the Time since Loss of Human Body Hair." *Current Anthropology* 45 (1): 105–108.

Rothschild, Lynn J. 1999. "The Influence of UV Radiation on Protistan Evolution." *Journal of Eukaryotic Microbiology* 46 (5): 548–555.

Ruff, Christopher B. 1991. "Climate and Body Shape in Hominid Evolution." *Journal of Human Evolution* 21 (2): 81–105.

Ruppenthal, Gerald C., G. L. Arling, Harry F. Harlow, Gene P. Sackett, and Stephen J. Suomi. 1976. "A 10–Year Perspective of Motherless-Mother Monkey Behavior." *Journal of Abnormal Psychology* 85 (4): 341–349.

Ruvolo, Maryellen. 1997. "Molecular Phylogeny of the Hominoids: Inferences from Multiple Independent DNA Sequence Data Sets." *Molecular Biology and Evolution* 14 (3): 248–265.

Sacks, Oliver. 1996. *An Anthropologist on Mars.* New York: Vintage Books.

Saikawa, Saito, Kimiko Hashimoto, Masaya Nakata, Masato Yoshihara, Kiyoshi Nagai, Motoyasu Ida, and Teruyuki Komiya. 2004. "The Red Sweat of the Hippopotamus." *Nature* 429 (6990): 363.

Sanchez-Vives, Maria V., and Mel Slater. 2005. "From Presence to Consciousness through Virtual Reality." *Nature Reviews: Neuroscience* 6 (4): 332–339.

Sapolsky, Robert M. 2004. Why Zebras Don't Get Ulcers. 3rd ed. New York: Owl Books.
———. 2005. "The Influence of Social Hierarchy on Primate Health." *Science* 308 (5722): 648–652.

Sarna, Tadeusz, and Harold M. Swartz. 1998. "The Physical Properties of Melanins." In *The Pigmentary System: Physiology and Pathophysiology,* edited by James J. Nordlund, Raymond E. Boissey, Vincent J. Hearing, Richard A. King, William Oetting, and Jean-Paul Ortonne. New York: Oxford University Press.

Sathian, Krishnankutty. 2005. "Visual Cortical Activity during Tactile Perception in the Sighted and the Visually Deprived." *Developmental Psychobiology* 46 (3): 279–286.

Saville, William J.V. 1926. *In Unknown New Guinea.* London: Seeley Service.

Saxe, Leonard. 1991. "Science and the CQT Polygraph: A Theoretical Critique." Integrative *Physiological and Behavioral Science* 26 (3): 223–231.

Schmidt, Karen L., and Jeffrey F. Cohn. 2001. "Human Facial Expressions as Adaptations: Evolutionary Questions in Facial Expression Research." *Yearbook of Physical Anthropology* 44:3–24.

Scott, M. Cathy, Itaru Suzuki, and Zalfa A. Abdel-Malek. 2002. "Regulation of the Human Melanocortin 1 Receptor Expression in Epidermal Melanocytes by Paracrine and Endocrine Factors and by Ultraviolet Radiation." *Pigment Cell Research* 15 (6): 433–439.

Scott, M.Cathy, Kazumasa Wakamatsu, Shosuke Ito, Ana Luisa Kadekaro, Nobuhiko Kobayashi, Joanna Groden, Renny Kavanagh, Takako Takakuwa, Victoria Virador, Vincent J. Hearing, and Zalfa A. Abdel-Malek. 2002. "Human Melanocortin 1 Receptor Variants, Receptor Function, and Melanocyte Response to UV Radiation." *Journal of Cell Science* 115 (11): 2349–2355.

Serre, David, André Langaney, Mario Chech, Maria Teschler-Nicola, Maja Paunovic,Philippe Mennecier, Michael Hofreiter, Göran Possnert, and Svante Pääbo. 2004. "No Evidence of Neandertal mtDNA Contribution to Early Modern Humans." *Public Library of Science: Biology* 2 (3): E57.

Shearn, Don, Erik Bergman, Katherine Hill, Andy Abel, and L. Hinds. 1990. "Facial Coloration and Temperature Responses in Blushing." *Psychophysiology* 27 (6): 687–693.

Sheridan, Robert L. 2003. "Burn Care: Results of Technical and Organizational Progress." *Journal of the American Medical Association* 290 (6): 719–722.

Silk, Joan B., Susan C. Alberts, and Jeanne Altmann. 2003. "Social Bonds of Female Baboons Enhance Infant Survival." *Science* 302 (5648): 1231–1234.

Sinha, Rajita, William R. Lovallo, and Oscar A. Parsons. 1992. "Cardiovascular Differentiation of Emotions." *Psychosomatic Medicine* 54 (4): 422–435.

Sinni-McKeehen, Barbara. 1995. "Health Effects and Regulation of Tanning Salons." *Dermatology Nursing* 7 (5): 307–312.

Smith, Rachel M., Eugene Healy, Shazia Siddiqui, Niamh Flanagan, Peter M. Steijlen, Inger Rosdahl, Jon P. Jacques, Sarah Rogers, Richard Turner, Ian J. Jackson, Mark A. Birch-Machin, and Jonathan L. Rees. 1998. "Melanocortin 1 Receptor Variants in an Irish Population." *Journal of*

Investigative Dermatology 111 (1): 119–122.

Someya, Takao, Yusaku Kato, Tsuyoshi Sekitani, Shingo Iba, Yoshiaki Noguchi, Yousuke Murase, Hiroshi Kawaguchi, and Takayasu Sakurai. 2005. "From the Cover: Conformable, Flexible, Large-Area Networks of Pressure and Thermal Sensors with Organic Transistor Active Matrixes." *Proceedings of the National Academy of Sciences U.S.A.* 102 (35): 12321–12325.

Someya, Takao, and Takayasu Sakurai. 2003. "Integration of Organic Field-Effect Transistors and Rubbery Pressure Sensors for Artificial Skin Applications." *International Electron Devices Meeting '03 Technical Digest. IEEE International* 8.4.1–8.4.4.

Someya, Takao, Tsuyoshi Sekitani, Shingo Iba, Yusaku Kato, Hiroshi Kawaguchi, and Takayasu Sakurai. 2004. "A Large-Area, Flexible Pressure Sensor Matrix with Organic Field-Effect Transistors for Artificial Skin Applications." *Proceedings of the National Academy of Sciences U.S.A.* 101 (27): 9966–9970.

Spearman, R. I. C. 1977. "Keratins and Keratinization." In *Comparative Biology of Skin,* edited by R. I. C. Spearman. London: Academic Press.

Stanzl, Klaus, and Leonhard Zastrow. 1995. "Melanin: An Effective Photoprotectant against UV-A Rays." In *Melanin: Its Role in Human Photoprotection,* edited by Lisa Zeise, Miles R. Chedekel, and Thomas B. Fitzpatrick. Overland Park, KS: Valdenmar Publications.

Stringer, Chris. 2003. "Human Evolution: Out of Ethiopia." *Nature* 423

(6941): 692–695.

Sturm, Richard A. 2002. "Skin Colour and Skin Cancer—MC1R, the Genetic Link." *Melanoma Research* 12 (5): 405–416.

Sturm, Richard A., David L. Duffy, Neil F. Box, Wei Chen, Darren J. Smit, Darren L. Brown, Jennifer L. Stow, J. Helen Leonard, and Nicholas G. Martin. 2003. "The Role of Melanocortin-1 Receptor Polymorphism in Skin Cancer Risk Phenotypes." *Pigment Cell Research* 16 (3): 266–272.

Sturm, Richard A., Rohan D. Teasdale, and Neil F. Box. 2001. "Human Pigmentation Genes: Identification, Structure, and Consequences of Polymorphic Variation." *Gene* 277 (1–2): 49–62.

Suh, Jae Rin, A. Katherine Herbig, and Patrick J. Stover. 2001. "New Perspectives on Folate Catabolism." *Annual Review of Nutrition* 21:255–282.

Sulaimon, Shola S., and Barbara E. Kitchell. 2003. "The Biology of Melanocytes." *Veterinary Dermatology* 14 (2): 57–65.

Suomi, Stephen J. 1995. "Touch and the Immune System in Rhesus Monkeys." In *Touch in Early Development,* edited by T. M. Field. Mahwah, N.J.: Lawrence Erlbaum.

Taylor, Susan C. 2002. "Skin of Color: Biology, Structure, Function, and Implications for Dermatologic Disease." *Journal of the American Academy of Dermatology* 46 (2): S41–S62.

———. 2003. *Brown Skin: Dr. Susan Taylor's Prescription for Flawless Skin, Hair, and Nails.* New York: HarperCollins.

Thody, Anthony J., Elizabeth M. Higgins, Kazumasa Wakamatsu, Shosuke Ito, Susan A. Burchill, and Janet M. Marks. 1991. "Pheomelanin as well as Eumelanin Is Present in Human Epidermis." *Journal of Investigative Dermatology* 97 (2): 340–344.

Tsao, Hensin, and Arthur J. Sober. 2003. "Atypical Melanocytic Nevi." In *Fitzpatrick's Dermatology in General Medicine,* edited by Irwin M. Freedberg, Arthur Z. Eisen, Klaus Wolff, K. Frank Austen, Lowell A. Goldsmith, and Stephen I. Katz. 6th ed. New York: McGraw-Hill.

Underhill, Peter A., Peidong Shen, Alice A. Lin, Li Jin, Giuseppe Passarino, Wei H. Yang, Erin Kauffman, Batsheva Bonné-Tamir, Jaume Bertranpetit, Paolo Francalacci, Muntaser Ibrahim, Trefor Jenkins, Judith R. Kidd, S. Qasim Mehdi, Mark T. Seielstad, R. Spencer Wells, Alberto Piazza, Ronald W. Davis, Marcus W. Feldman, L. Luca Cavalli-Sforza, and Peter J. Oefner. 2000. "Y Chromosome Sequence Variation and the History of Human Populations." *Nature Genetics* 26 (3): 358–361.

Van Boven, Robert W., Roy H. Hamilton, Thomas Kauffman, Julian P. Keenan, and Alvaro Pascual-Leone. 2000. "Tactile Spatial Resolution in Blind Braille Readers." *Neurology* 54 (12): 2230–2236.

Vasold, Rudolf, Natascha Naarmann, Heidi Ulrich, Daniela Fischer, Burkhard König, Michael Landthaler, and Wolfgang Bäumler. 2004.

"Tattoo Pigments Are Cleaved by Laser Light—The Chemical Analysis in vitro Provide Evidence for Hazardous Compounds." *Photochemistry and Photobiology* 80 (2): 185–190.

Vermeij, Geerat J. 1999. "The World According to the Hand: Observation, Art, and Learning through the Sense of Touch." *Journal of Hand Surgery* 24A:215–218.

von Luschan, Felix. 1897. *Beitrage zur volkerkunde der deutschen Schutzgebiete.* Berlin.

Wadman, Meredith. 2005. "Scar Prevention: The Healing Touch." *Nature* 436 (7054): 1079–1080.

Wagner, Jennifer K., Esteban J. Parra, Heather L. Norton, Celina Jovel, and Mark D. Shriver. 2002. "Skin Responses to Ultraviolet Radiation: Effects of Constitutive Pigmentation, Sex, and Ancestry." *Pigment Cell Research* 15 (5): 385–390.

Walker, Alan, and Richard E. Leakey, eds. 1993. *Nariokotome* Homo erectus *Skeleton.* Cambridge, Mass.: Harvard University Press.

Walsberg, Glenn E. 1988. "Consequences of Skin Color and Fur Properties for Solar Heat Gain and Ultraviolet Irradiance in Two Mammals." *Journal of Comparative Physiology B* 158 (2): 213–221.

Walter, Philippe, Pauline Martinetto, Georges Tsoucaris, Rene Bréniaux, M. A. Lefebvre, G. Richard, J. Talabot, and Eric Dooryhée. 1999. "Making Make-Up in Ancient Egypt." *Nature* 397 (6719): 483–484.

Wassermann, Hercules P. 1965. "Human Pigmentation and Environmental Adaptation." *Archives of Environmental Health* 11 (5): 691–694.

————. 1974. *Ethnic Pigmentation.* New York: American Elsevier.

Webb, Ann R., and Michael F. Holick. 1988. "The Role of Sunlight in the Cutaneous Production of Vitamin D₃." *Annual Review of Nutrition* 8: 375–399.

Webb, Ann R., L. Kline, and Michael F. Holick. 1988. "Influence of Season and Latitude on the Cutaneous Synthesis of Vitamin D₃: Exposure to Winter Sunlight in Boston and Edmonton Will Not Promote Vitamin D₃ Synthesis in Human Skin." *Journal of Clinical Endocrinology and Metabolism* 67 (2): 373–378.

Weze, Clare, Helen L. Leathard, John Grange, Peter Tiplady, and Gretchen Stevens. 2005. "Evaluation of Healing by Gentle Touch." *Public Health* 119 (1): 3–10.

Wharton, Brian, and Nick Bishop. 2003. "Rickets." *The Lancet* 362 (9393): 1389–1400.

Wheeler, Peter E. 1984. "The Evolution of Bipedality and Loss of Functional Body Hair in Hominids." *Journal of Human Evolution* 13:91–98.

————. 1985. "The Loss of Functional Body Hair in Man: The Influence of Thermal Environment, Body Form, and Bipedality." *Journal of Human Evolution* 14:23–28.

————. 1988. "Stand Tall and Stay Cool." *New Scientist* 118:62–65.

————. 1991a. "The Influence of Bipedalism on the Energy and Water Budgets of Early Hominids." *Journal of Human Evolution* 21 (2): 117–136.

————. 1991b. "The Thermoregulatory Advantages of Hominid Bipedalism in Open Equatorial Environments: The Contribution of Increased Convective Heat Loss and Cutaneous Evaporative Cooling." *Journal of Human Evolution* 21 (2): 107–115.

White, Tim D., Berhane Asfaw, David DeGusta, Henry Gilbert, Gary D. Richards, Gen Suwa, and F. Clark Howell. 2003. "Pleistocene Homo sapiens from Middle Awash, Ethiopia." *Nature* 423 (6941): 742–747.

Whitear, Mary. 1977. "A Functional Comparison between the Epidermis of Fish and of Amphibians." In *Comparative Biology of Skin,* edited by R. I. C. Spearman. London: Academic Press.

Widdowson, Elsie M. 1951. "Mental Contentment and Physical Growth." *The Lancet* 1 (24): 1316–1318.

Wilkin, Jonathan K. 1988. "Why Is Flushing Limited to a Mostly Facial Cutaneous Distribution?" *Journal of the American Academy of Dermatology* 19 (2, pt. 1): 309–313.

Wood, Fiona. 2003. "Clinical Potential of Autologous Epithelial Suspension." *Wounds* 15 (1): 16–22.

Wu, Ping, Lianhai Hou, Maksim Plikus, Michael Hughes, Jeffrey Scehnet, Sanong Suksaweang, Randall B. Widelitz, Ting-Xin Jiang, and Cheng-Ming Chuong. 2004. "*Evo-Devo* of Amniote Integuments and Appendages." *International Journal of Developmental Biology* 48 (2–3): 249–270.

Yankee, William J. 1995. "The Current Status of Research in Forensic

Psychophysiology and Its Application in the Psychophysiological Detection of Deception." *Journal of Forensic Science* 40 (1): 63–68.

Yee, Ying K., Subba R. Chintalacharuvu, Jianfen Lu, and Sunil Nagpal. 2005. "Vitamin D Receptor Modulators for Inflammation and Cancer." *Mini Reviews in Medicinal Chemistry* 5 (8): 761–778.

Young, Antony R. 1997. "Chromophores in Human Skin." *Physics in Medicine and Biology* 42: 789–802.

Young, Antony R., and John M. Sheehan. 2001. "UV-Induced Pigmentation in Human Skin." *In Sun Protection in Man,* edited by Paolo U. Giacomoni. Amsterdam: Elsevier.

Yue, Zhicao, Ting-Xin Jiang, Randall Bruce Widelitz, and Cheng-Ming Chuong. 2005. "Mapping Stem Cell Activities in the Feather Follicle." *Nature* 438 (7070): 1026–1029.

Zenz, Rainier, Robert Eferl, Lukas Kenner, Lore Florin, Lars Hummerich, Denis Mehic, Harald Scheuch, Peter Angel, Erwin Tschachler, and Erwin F. Wagner. 2005. "Psoriasis-like Skin Disease and Arthritis Caused by Inducible Epidermal Deletion of Jun Proteins." *Nature* 437 (7057): 369–375.

Zihlman, Adrienne L., and Bruce A. Cohn. 1988. "The Adaptive Response of Human Skin to the Savanna." *Human Evolution* 3 (5): 397–409.

Zouboulis, Christos C. 2000. "Human Skin: An Independent Peripheral Endocrine Organ." *Hormone Research* 54 (5–6): 230–242.

马上扫二维码，关注 **"熊猫君"**

和千万读者一起成长吧！